健康運動指導のための
健康管理概論

編著　中村榮太郎
著　入江由香子
　　畑佐　泰子
　　山下　篤央
　　田中　利明

株式会社 杏林書院

❖ 執筆者一覧

中村 榮太郎	京都大学名誉教授・京都医健専門学校	（1～4章）
入江 由香子	福岡医健専門学校	（5章）
畑佐 泰子	大阪成蹊大学芸術学部	（6章）
山下 篤央	京都医健専門学校	（7章）
田中 利明	京都医健専門学校	（8章）

序　文

　今日までに，栄養士・管理栄養士をめざす人たちのための「健康管理概論」の教科書・参考書はかなり出版されている．しかし，健康づくりための運動指導者を目指す人々を対象とした「健康管理概論」の教科書・参考書は，非常に少ない．健康の保持・増進のためには，健康を支える3つの柱，いわゆる栄養，運動，休養の3条件が調和してはじめて可能となる．特に，機械文明の発達によって身体的に不活動の傾向が普遍化した世の中にあっては，日常生活の中で，運動なしに健康の保持・増進を図ることは難しい．ところが残念ながら，現在までに出版された「健康管理概論」の教科書・参考書は，いずれも運動に関する記述があまりにも少ない．本書は，この点を考慮して，おもに健康づくりのための運動指導者を目指す人たちのための教科書・参考書となることを意図して執筆した．

　近年，長寿によって長生きできるお年寄りが増えてきたことは喜ばしいことである．しかし一方で，長寿が可能になればなるほど虚弱な高齢者，介護を必要とする高齢者の数も増えてきた．平成17年6月22日，改正介護保険法が成立し，従来の介護保険が見直され，筋力向上トレーニングと栄養指導を中心とする「予防重視型への転換」を，厚生労働省は打ち出した．また，生活習慣病という言葉が医学界のみならず，マスコミの中でも普遍的に用いられるようになってきた．この病気は，食習慣，運動習慣，休養，喫煙，飲酒等の生活習慣が，その発症・進行に関与するといわれている．今回の介護保険制度の見直しや生活習慣病の撲滅の目的は，年をとっても"元気で長生き"する，いわゆる健康寿命の延長にある．このためには，個人の体の状態に合わせ，無理のない運動指導を行い，早期老化現象を予防することが必要である．そのひとつが「筋肉使い衰え防止」を目的とした筋力向上トレーニングである．

　このように運動を通じた健康づくりを進めるためには，適切な健康指導を行えるマンパワーの養成が必要不可欠となる．本書を通して健康とは何か，そして健康増進の方法とその管理の方法論について理解を深めて頂くと幸いである．

　最後に，本書の出版にあたって種々のご高配を賜った杏林書院の編集部の方々に心から感謝する．

　　2006年3月

　　　　　　　　　　　　　　　　　　　　　　　　　中村榮太郎

目　次

1章　健康の概念

1. 健康とは何か …………………………………………………………… 1
   1) WHOの健康観 ……………………………………………………… 2
   2) 全人的（ホリスティック）健康観 ……………………………… 2
   3) ウェルネス ………………………………………………………… 3
2. 体力とは何か …………………………………………………………… 6
3. 健康と体力の関連 ……………………………………………………… 7

2章　現代社会と健康

1. 健康障害はどのように発生するか …………………………………… 9
2. 日本人の平均寿命 ……………………………………………………… 9
3. 少子高齢社会 …………………………………………………………… 12
4. 高齢社会の抱える問題 ………………………………………………… 14
5. 疾病構造の変化 ………………………………………………………… 15
6. 生活習慣病 ……………………………………………………………… 16
   1) 生活習慣病とは …………………………………………………… 16
   2) 成人病から生活習慣病へ ………………………………………… 17
   3) 生活習慣病の予防 ………………………………………………… 17

3章　健康づくり施策概論

1. 世界のあゆみ …………………………………………………………… 19
   1) WHO憲章 …………………………………………………………… 19
   2) アルマ・アタ宣言 ………………………………………………… 19
   3) オタワ宣言 ………………………………………………………… 20
2. 日本のあゆみ …………………………………………………………… 21
   1) 第一次国民健康づくり対策 ……………………………………… 21
   2) 第二次国民健康づくり対策（アクティブ80ヘルスプラン）… 21
   3) 第三次国民健康づくり対策（健康日本21）…………………… 24
3. 健康運動指導士と健康運動実践指導者の役割 ……………………… 28

4章　健康状態をどのように評価するか

1. 個人の健康度 …………………………………………………………… 30
   1) 病気と自覚症状の関連 …………………………………………… 30
   2) 生物学的活力の推定 ……………………………………………… 30
2. 集団の健康度 …………………………………………………………… 38

5章　健康増進のための方法論―健康の三要素＜栄養，運動，休養＞―

- 1．健康と栄養 ……………………………………………… 39
  - 1）栄養素 ……………………………………………… 40
  - 2）6つの基礎食品群 ………………………………… 40
  - 3）日本人の食事摂取基準 …………………………… 41
  - 4）日常行うことができる運動のエネルギー消費 … 44
- 2．肥満とその予防 ………………………………………… 44
  - 1）肥満とは …………………………………………… 45
  - 2）肥満の判定 ………………………………………… 46
  - 3）肥満の予防 ………………………………………… 48
- 3．健康と運動 ……………………………………………… 50
  - 1）運動不足と病気 …………………………………… 50
  - 2）ハーバード大学卒業生の運動と死亡率に関する追跡調査 …… 52
  - 3）ベッドレストの実験 ……………………………… 52
  - 4）健康・体力づくりの運動 ………………………… 56
- 4．休　　養 ………………………………………………… 65
  - 1）休養は十分に ……………………………………… 65
  - 2）ストレス …………………………………………… 66
  - 3）喫　　煙 …………………………………………… 69

6章　ライフステージからみた健康管理

- 1．成長期の運動 …………………………………………… 71
  - 1）体格の発育と運動 ………………………………… 72
  - 2）体力の発達過程と運動 …………………………… 75
  - 3）動作の習熟過程 …………………………………… 78
  - 4）成長期の年齢に応じたトレーニング …………… 81
- 2．老年期の運動 …………………………………………… 82
  - 1）老化の特徴 ………………………………………… 83
  - 2）加齢に伴う体力の低下 …………………………… 84
  - 3）運動の効果 ………………………………………… 88
  - 4）中高年期の年齢に応じた運動 …………………… 88

7章　メディカルチェック

- 1．メディカルチェックの重要性 ………………………… 93
- 2．メディカルチェックの目的 …………………………… 94
- 3．スポーツ中の突然死 …………………………………… 94
- 4．メディカルチェックの組み立て ……………………… 96

1）問　　診……………………………………………… 98
　　　2）血圧検査……………………………………………… 99
　　　3）血液検査……………………………………………… 99
　　　4）安静時の心電図検査………………………………… 100
　　　5）胸部X線検査 ………………………………………… 100
　　　6）運動負荷試験………………………………………… 100
　　　7）メディカルチェックによる総合評価……………… 101

8章　障害者と運動

1．障害とは ……………………………………………… 103
2．障害の種類 …………………………………………… 104
　　　1）脊髄損傷……………………………………………… 104
　　　2）頸髄損傷……………………………………………… 106
　　　3）脳性麻痺……………………………………………… 107
3．リハビリテーション ………………………………… 109
4．レクリエーションとしての運動 …………………… 109
5．障害者のスポーツ …………………………………… 110

参考文献………………………………………………… 112
索　　引………………………………………………… 116

1章 健康の概念

1．健康とは何か

　健康が大事なことである，というのを疑う人はいないであろう．その大事さは，あたかも空気や水が人間の生活にとって大事であるのと同じように，自明のことになっている．しかし，健康とは何かと問うと，正確に答えられる人は意外と少ない．というのは，健康の捉え方には主観性が強く関与しており，かつ健康を認識するための共通の枠組みが欠如しているため，その人のもつ世界観や価値観によって定義は異なるからである．しかし，多くの人は，人生でもっとも大切なものは何かと問うと「健康」を一番にあげる．現在のように，自然環境の悪化，機械文明の発達によって身体的不活動の蔓延，情報化によるストレスの増大等の健康阻害要因が多く存在することを考えれば，健康を重要視する人が増えるのは当然の結果と考えられる．

　世界保健機構（WHO）が機能しだした1940年頃から徐々に健康についての概念が明確にされてきた．

　本宮（1995）は，これまでによく論じられてきた健康観を発展の歴史を踏まえ，次の5つに要約している．

①「健康とは病気のないことであり，病気とは健康でないことである」という二元論的健康観．

② 病気を健康の欠如ないし低次の健康とし，病気からより質の高い健康までを一元的・連続的に捉える健康観．

③ 健康から病気，病気から健康へのプロセスを重視したり，病気や障害といった，一人一人与えられた条件の中でより良好な状態を目指していくといった循環的・個別的健康観．

④ 健康とは身体的にも，精神的にも，社会的にも完全に良好な状態であるという完全主義的健康観．

⑤ 生命・生活・人生といった生き方そのものを自己統制していくプロセスとして健康を捉え，人間生活全体を包括的にみていく

全人的健康観．

昔は，健康とは病気のないことと理解され，病気の原因となる病原菌を医学的に取り除くだけでよかった．ところが，社会が複雑になるにつれ病気に影響を与える環境の要因を無視することができなくなり，個人を取り巻く環境を含めたプライマリ・ヘルスケアが重視されるようになってきた．さらに近年では，単に病気でないことを越えてより質の高い健康が求められるようになってきて，目的論的健康認識が高まり，生き方そのものが健康として捉えられるようになってきた．以下に述べる健康観とその定義は，その発展の歴史と将来の展望を踏まえ述べたものである．

1) WHO の健康観

本宮が述べる5つの健康観の中で，誰もがよく知った健康観は④である．いわゆる，WHO が 1946 年に定義した「Health is a state of complete physical, mental and social well-being and not merely the absence of disease or infirmity（健康とは，単に病気がないとか，虚弱でないというだけではなく，身体的，精神的，そして社会的に完全に良好な状態をいう）」である．

この定義には，健康を単に病気がないとか，虚弱でないという身体的側面において捉えるだけでなく，精神的および社会的側面からみても「完全に良好な状態」であるという理想的な健康観に立っている点で高く評価できる．

しかし，この定義にはいくつかの問題点が存在し，未だ説明を要する．すなわち，「完全に良好な状態」とは，この3つの側面（身体的，精神的，社会的）について何を意味するのか．また，具体的な健康実践における達成の目標になりうるかどうかについて説明がなされていないところに問題をもつ．さらに，健康状態は加齢によって影響を受けるが，ライフサイクルとのかかわりが考慮されていない点についても問題をもつ．

2) 全人的（ホリスティック）健康観

アメリカのカリフォルニアで 1970 年代にホリスティック・ヘルス・ムーブメント（Holistic Health Movement）が起こった．この運動の背景には，現代の西洋医学，科学的医学，生物医学への批判がある．なぜならば，近代医学はあまりにも科学的で，従来の哲学や臨床的な考え方を無視することが多くなり，予防よりも病理学や疾病へ焦点を当て，心とからだの分離を図ってきた．そこで，個人が本来もつからだの治癒力を引き出し，個人の健康状態を変える試みとして生活

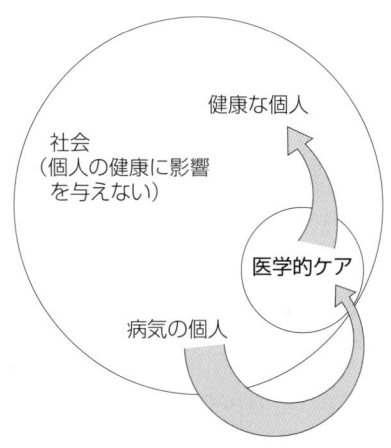
図1 医学的モデル（中山, 1995 より）

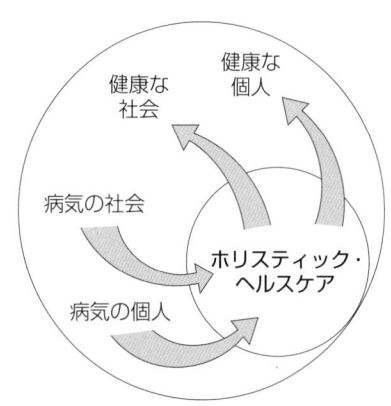
図2 ホリスティック・ヘルス・モデル（中山, 1995 より）

様式の見直し，セルフケアの実践が注目されはじめた．

「ホリスティックな健康とは，精神，身体，他者，環境からなる自己の全関係性からみて，一人一人与えられた条件において自ら達成可能なより良好なレベルの生命の質を得ている状態である」と定義される（本宮, 1995）．生命の質（Quality of Life：QOL）とは，単に寿命を長くするだけではなく，生存を越えた価値にかかわる命のあり方を意味する．したがって，自己の価値観によって左右されることになる．図1，2は，中山（1995）が従来の医学的モデルとホリスティック・ヘルス・モデルを対比するために作図したものである．図1は従来の医学的モデルを，図2はホリスティック・ヘルス・モデルを表す．図1の医学的モデルにおいては，医学は個人内部の微生物学的なレベルに焦点を当てるため，病気の直接原因となるからだの臓器や系統の悪い部分を治せば元の健康な個人になるという考え方である．したがって，社会的な問題は，個人の健康に影響を与えないという立場をとる．一方，図2のホリスティック・ヘルス・モデルにおいては，個人の病気は社会の病気を反映するという立場にある．すなわち，個人の病気は，微生物学的原因以外にも複数の原因が考えられるという立場をとる．病気を治療するためには，治療的ケアだけでは不十分で，個人を越えて制度や組織等に対してもアプローチするような複数の介入が必要となる（中山, 1995）．

3）ウェルネス

ホリスティック・ヘルス・ムーブメントに引き続き，1970年後半から起こってきたムーブメントはウェルネスである．疾病予防もさる

ことながら，さらに，ライフスタイルや行動変容等によって，より健康な状態を目指すウェルネスが台頭してきた．従来，健康は，病気や虚弱，あるいは死の反対概念として捉えられてきたが，ウェルネスの概念は，健康をより積極的に考える立場から，病気や虚弱と対比させて，よりよい心身の状態，本来の健康のあり方，またその方法論を述べたものであるといえよう．

ウェルネスの概念は，決して新しいものではない．1961年，アメリカの著名な公衆衛生学者ハルバート・ダン（Halbert Dunn）は，「High Level Wellness」という本を書いた．この本の中で，ウェルネスは，「It is defined as "an integrated method of functioning which is oriented toward maximizing the potential of which the individual is capable, within the environment where he is functioning."（ウェルネスとは，各人が置かれているその状況の中で，各人がもつ潜在的な能力を可能なかぎり最大限に引き出すことを目指した，総合的な働きかけをいう）」と定義されている．

1970年代になってアメリカの社会では，当時の"薬づけの医療"に対して，医師も患者も疑問をもつようになってきた．真の健康は，薬に頼ったり医師に頼ったりすることではなく，疾病の原因がその人のライフスタイルにあるとすれば，患者自身が責任をもってライフスタイルを変えていくことが必要である．また，健康とは，単にからだが丈夫なだけではない，人間としてこの世の中に生きている存在価値というものが中心になった形での健康の理解，いわゆる目的論的健康認識の高まりが起こってきた．さらに，医療費の急速な増加は個人だけ

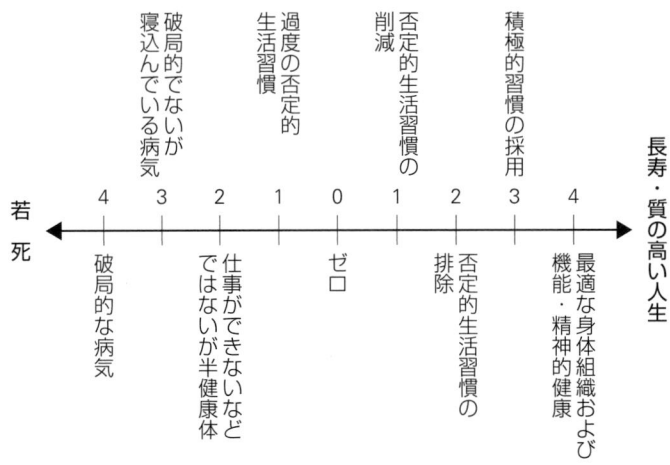

図3　病気―ウェルネス連続線
（日本YMCAウエルネスセンター，1987より）

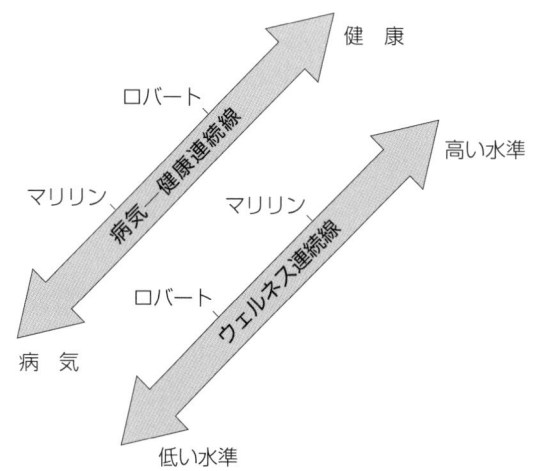

図 4　健康とウェルネス
（日本 YMCA ウエルネスセンター，1987 より）

ではなく政府，州，各地方自治体にとって大きな経済的負担となってきた．これらの問題を解決するためには，栄養，運動，休養，こころの問題を含めた総合的なライフスタイルの変革が必要になり，ウェルネスが台頭してきた．

ウェルネスは，個人に固有の生きかたとして，病気のないことよりも健康やwell-being の程度に焦点をあてていて，より十分な能力をもって生き，できるだけ高いレベルの健康を楽しむための個人の挑戦である．そのためには，否定的な生活習慣を体系的に認知し，プラスの方向に変える努力が必要である．

ウェルネスセンターズ・オブ・アメリカの創設者であるウイットマー（William Whitmer）（1982）は，ウェルネスと病気が，ひとつの連続線上にあるとして，病気—ウェルネス連続線のモデルを提示した（図 3）．ピルチ（John Pilch）は，この病気—ウェルネス連続線を利用するうえで，次のような 2 人の例（ロバートとマリリン）をあげている（日本 YMCA ウエルネスセンター，1987）．ロバートは肉体的には病気もないし，良好な状態である．しかし，自分の人生に何の目的も意義も見出すことができず，自分自身の可能性を追求するという努力もしない．そして，自分自身に対する不満や，自分自身の人生に対する失意の中で，ついに心臓発作に見舞われ，早死にしてしまう．次にマリリンは，エネルギッシュで，人生をいきいきと楽しんでいたが，ある日，末期がんを宣告され，残り一年の人生と知った．しばらくは泣きあかしたが，それを受け止め，残された月日を，自分の才能や可能性を十分に活かして，以前にも増して充実した生き方をするようになった．この二人の例では，病気—健康連続線上ではロバートのほうが，逆にウェルネス連続線上ではマリリンのほうが高い水準にいることになる（図 4）．

以上の例からもわかるように，「ウェルネスとは，トータルな健康を確保し，人生の質を高めるための，生活改善の積極的な努力行為」と定義することが可能と考えられる．

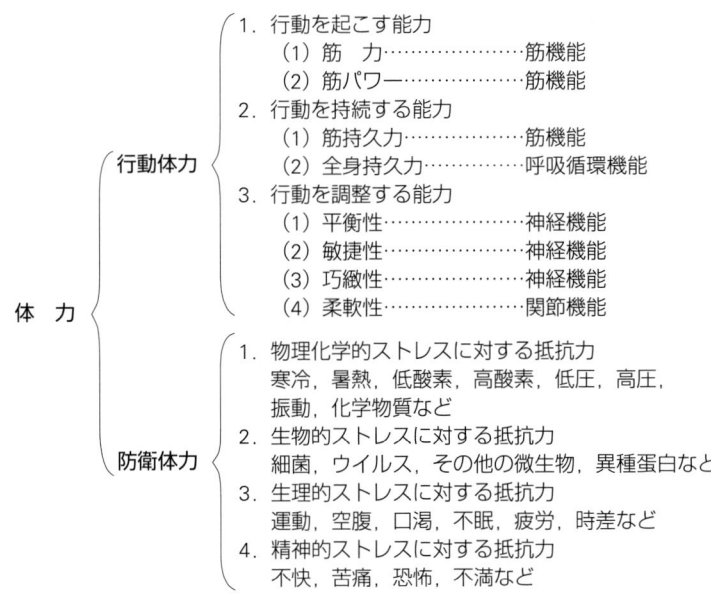

図5 体力の分類（池上，1984より）

2．体力とは何か

　体力科学の領域では，「体力とは行動や生存の基礎となる身体的・精神的能力のことである」と定義される．したがって，体力を解釈するに当たっては，身体的能力と精神的能力の両者を含めて解釈することが必要になる．しかし，実際には体力の解釈には，精神的能力を含めないことが多い．なぜならば，精神的能力を具体的に測定し，評価することは困難だからである．

　現在，体力は，跳んだり，投げたり，走ったりする行動の基礎になる身体能力，いわゆる行動体力と，生命を守りこれを維持するための能力，いわゆる防衛体力の2つに分けることができる．防衛体力はストレスに耐えて生命を維持する能力，いわゆる種々のストレス，環境変化，あるいは病気の原因等に対して抵抗し，あるいはそれに適応する能力を意味する．しかし，数量化が難しいため，一般的に「丈夫である」とか「ひ弱である」という程度の評価しかなされていない．したがって，体力といえば，いまのところ行動体力を意味することが多い．

　池上（1984）は，行動体力を「行動を起こす能力」「行動を持続する能力」「行動を調節する能力」の3つに分類し，「行動を起こす能力」

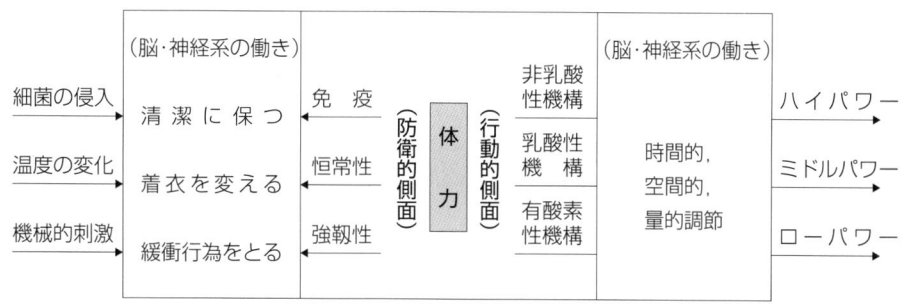

図6 体力の構成(宮下, 1980より)

については筋力と筋パワーで測り,「行動を持続する能力」については筋持久力と全身持久力で測り,「行動を調節する能力」については平衡性,敏捷性,巧緻性,柔軟性で測ることを提案した(図5).この分類法と異なり,運動に必要なエネルギー発揮機能から分類する方法が宮下(1980)によって提案された.すなわち,人間の運動は,それによって遂行される時間当たりの仕事の量(パワー)によって分類する方法である(図6).図中のハイパワーは1秒間以内の運動(6.0馬力以下)を,ミドルパワーは30秒間〜5分間の運動(0.5〜2.0馬力)を,ローパワーは5分間〜150分間の運動(0.4〜0.5馬力)をいう.人間が運動する際に利用するエネルギーは,3種類のエネルギー獲得機構,すなわち,非乳酸性機構,乳酸性機構,有酸素性機構から成り立っている.したがって,これらの3つのエネルギー獲得機構の能力をもって行動体力を定義することになる.

3. 健康と体力の関連

　優れた体力の持ち主であるスポーツマンが病気には無縁かというと,必ずしもそうではない.スポーツマンは日頃から激しいトレーニングを行っているため,病気や運動以外のストレスに対する抵抗力が時として弱まる場合がある.その結果,免疫力が低下しているときには風邪をひく場合が多い.したがって,スポーツマンの場合,行動体力は優れているが,必ずしも防衛体力においても優れているとはいえない.

　しかし,一般の健常者を対象として考えると,行動体力の優れた人は防衛体力にも優れた人が多いといえる.なぜならば,行動体力の範疇に入る能力の中には健康と関係する能力が含まれているからである.たとえば,全身持久力が優れている人は,呼吸・循環器系,内分

泌系，体温調節能等の生命維持に重要な役割をする能力においても優れていることが多い．したがって，一般的には，体力に優れた人は，やはり健康であるといえる．

2章 現代社会と健康

1. 健康障害はどのように発生するか

　現代の文明社会は，図7に示されるように，過当競争，情報過多，管理化社会によって競争的人間関係は激化し，精神的ストレスの多い社会となった．また，生産過程の機械化，自動化によって単調労働が増え，局所疲労の蓄積の多い社会ともなっている．さらに，交通網の発達，モータリゼイション，電化製品の普及等によって身体的活動が減少し，その結果，消費エネルギーが減少し，そのうえ栄養過多で，運動と栄養のアンバランスを産み出す社会になっている．そして，われわれ人間は，そのような社会で暮らす間に知らず知らずに精神・神経障害や筋肉・骨格系の障害，循環器系の障害，器官機能の衰退による退行性変化を原因とする障害，および内分泌不全による障害に罹りやすくなっている．

2. 日本人の平均寿命

　21世紀中頃には，男性の平均寿命は85歳，女性は90歳になると推定されている．定年後のこの長い老後を健康で過ごす自信がありますか，と問われた時にはどうであろうか．

　厚生労働省から発表された2004年度の簡易生命表によると，男性の平均寿命は78.64歳，女性は85.59歳で，今や男女とも世界の最長寿国となった（図8）．第二次世界大戦後の昭和22（1947）年に発表された簡易生命表によると，当時の男性の平均寿命は50.06歳，女性は53.96歳であった．したがって，この半世紀の間に平均寿命は男性で約28歳，女性で約31歳延びたことになる．おそらく，医学は今以上に進歩し，国民の栄養状態や生活環境も改善されると思われる．したがって，平均寿命はまだまだ延びると思われる．特に，長寿を阻ん

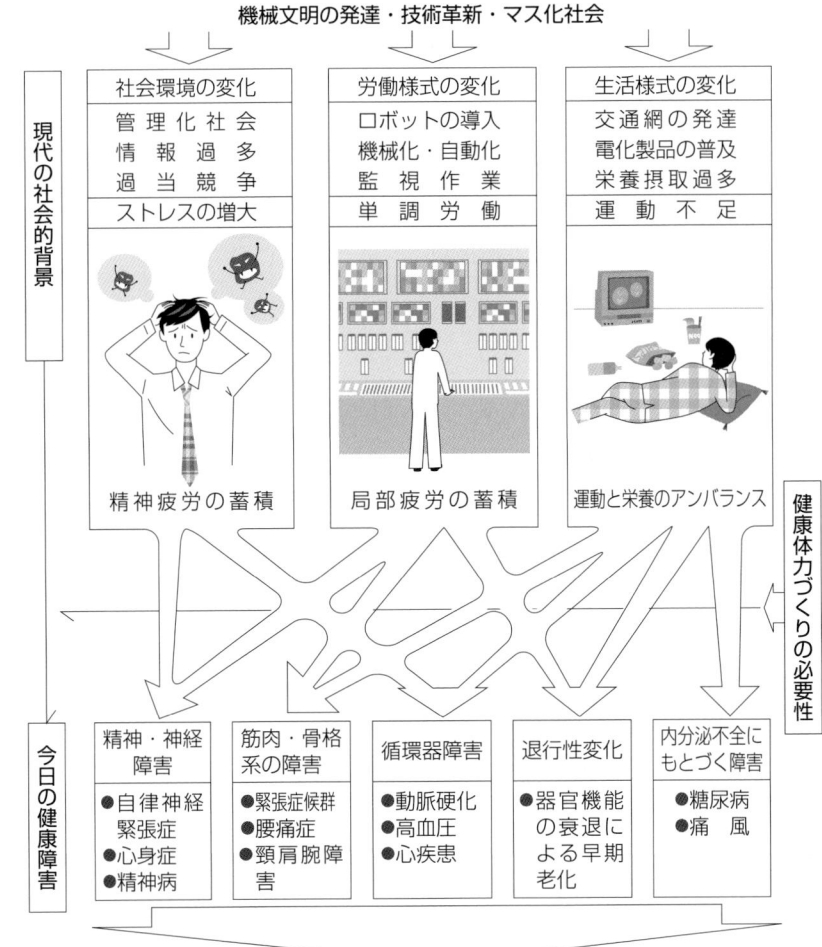

図7　健康障害発生のメカニズム（中村と藤木，1985より）

できた生活習慣病，がん，脳卒中，心臓病，高血圧，高脂血症等が医学の発達によって制圧されたとすると男性で6.88歳，女性で6.19歳も平均寿命は延びると推定される（厚生統計協会，2005）．したがって，21世紀中頃には，平均寿命は男性で85歳，女性で90歳近くまでになると十分予想できる．現に，100歳以上の長寿者の数は，1963年には男女合わせて153人であったが2003年には，男性3,159人，女性17,402人と急速に増え，総計20,561人になった（図9）．この40年間で134倍になり，高齢化が急速に進む日本の実態を浮き彫りにする．

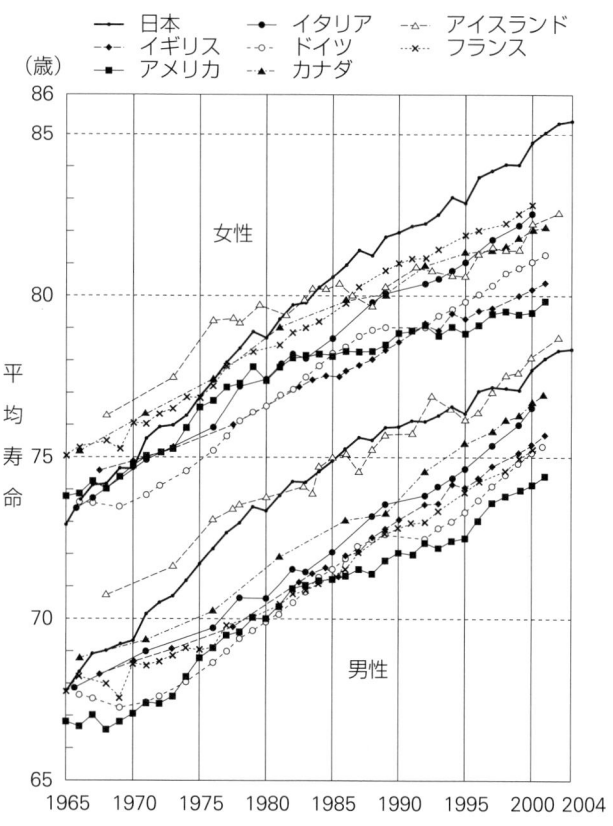

図8　諸外国の平均寿命の比較（厚生統計協会，2005より）

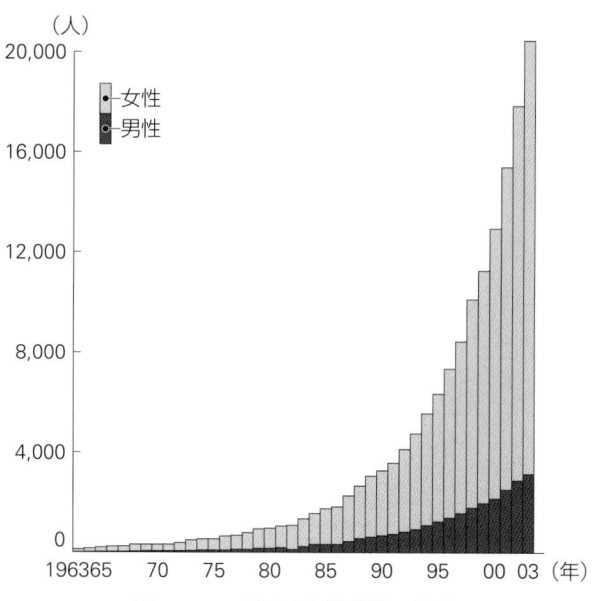

図9　100歳以上高齢者数の推移
（厚生労働省老人保健福祉局調べ2003より）

3. 少子高齢社会

　図10は，人口千人に対する出生率と死亡率の推移を示す．1947年から1949年にかけてが，いわゆるベビーブームの時期である．以後，出生率は急激に低下している．この出生率の著しい低下の原因は，核家族が増えたために，夫婦だけで多人数の子どもの世話をすることが困難となってきたこと．さらに，戦前から人口過剰ノイローゼに陥ってきた日本国民が，受胎調節に強い関心をもつようになったためと考えられる．その結果，現在では，「一夫婦に子どもは二人まで」が常識となり，それ以下の家族が増えている．一人の女性が生涯に産む子どもの数，いわゆる「合計特殊出生率」は，1975年2.0，1993年1.48，2004年1.29と減り続けている．

　このような出生率の低下は，人口の高齢化を引き起こす．図11は，国立社会保障・人口問題研究所が予測した人口構造の推移を表す．この図から明らかなように，昔は，裾野の広いピラミッド形状の人口構造であったのが，現在は，中がふくらん

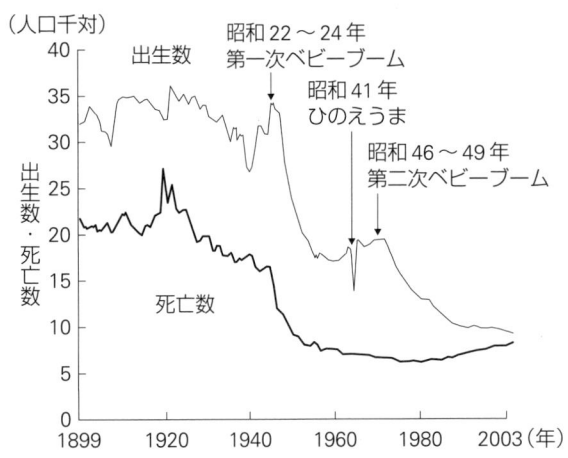

図10　わが国の出生率と死亡率の推移
（厚生労働省「厚生労働白書」2002より）

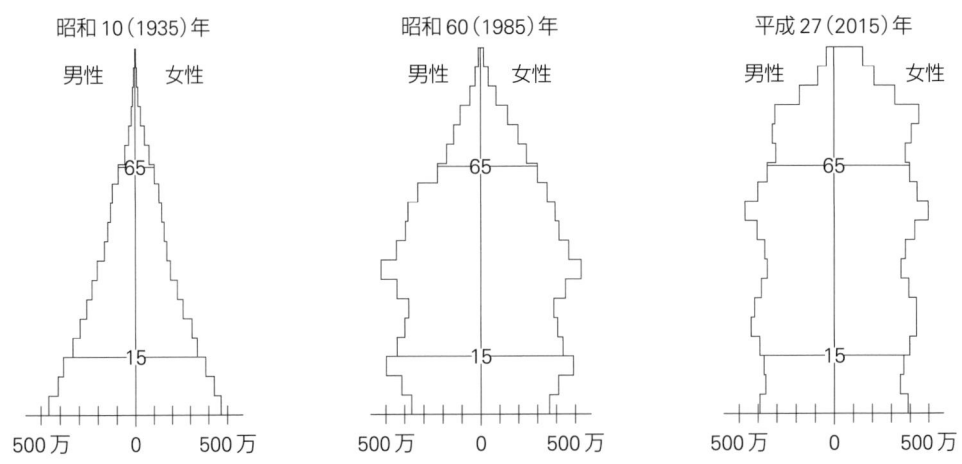

図11　人口ピラミッドの年次比較（国立社会保障・人口問題研究所「日本の将来推計人口」1997より）

表1 将来推計人口（厚生統計協会，2005より）

	人口（千人）		年齢3区分割合（%）			指数（%）注1)			
	総数	うち65歳以上	0〜14歳	15〜64歳	65歳以上	年少人口	老年人口	従属人口	老年化
2000年	126,926	22,041	14.6	68.1	17.4	21.4	25.5	46.9	119.1
2010年	127,473	28,735	13.4	64.1	22.5	20.9	35.2	56.1	168.3
2020年	124,107	34,559	12.2	60.0	27.8	20.3	46.4	66.7	228.9
2030年	117,580	34,770	11.3	59.2	29.6	19.0	50.0	69.0	262.7
2040年	109,338	36,332	11.0	55.8	33.2	19.7	59.6	79.3	302.3
2050年	100,593	35,863	10.8	53.6	35.7	20.1	66.5	86.7	330.8

資料：国立社会保障・人口問題研究所「日本の将来推計人口（平成14年1月推計）」

注1)：
$$\text{年少人口指数} = \frac{\text{年少人口}}{\text{生産年齢人口}} \times 100 \qquad \text{老年人口指数} = \frac{\text{老年人口}}{\text{生産年齢人口}} \times 100$$

$$\text{従属人口指数} = \frac{\text{年少人口}+\text{老年人口}}{\text{生産年齢人口}} \times 100 \qquad \text{老年化指数} = \frac{\text{老年人口}}{\text{年少人口}} \times 100$$

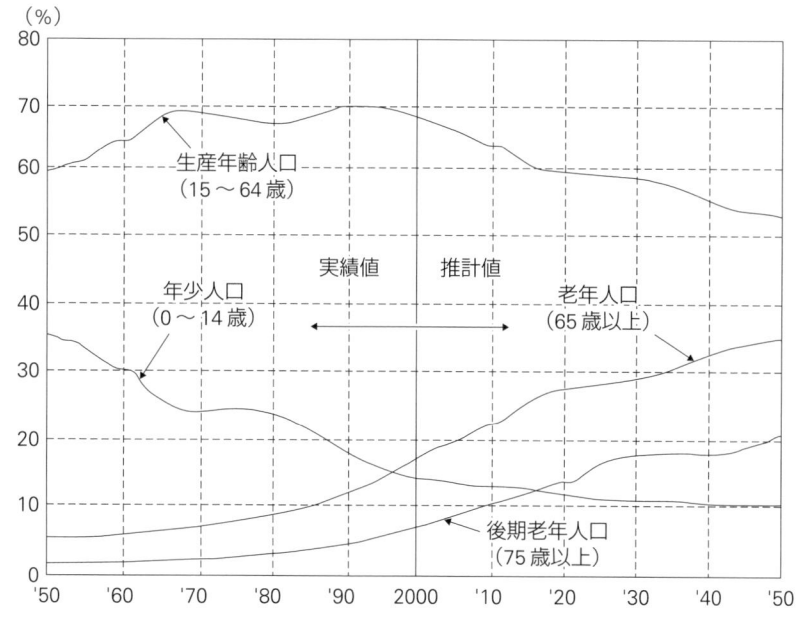

図12 年齢3区分別人口構成割合の推移（厚生統計協会，2005より）

だ壺状の人口構造になっている．そして2015年頃には，頭でっかち尻すぼみ状の人口構造になると予想される．ということは，高齢者の数がそれだけ増えるということである．国立社会保障・人口問題研究所が2000年以降の将来推計人口を推定している（表1）．図12は，表1の年齢3区分別人口構成割合の推移を図示したものである．全人口に占める65歳以上の高齢者の数は，2000年で17.4%，2010年22.5%，2050年には35.7%になると予想している．2000年時点での

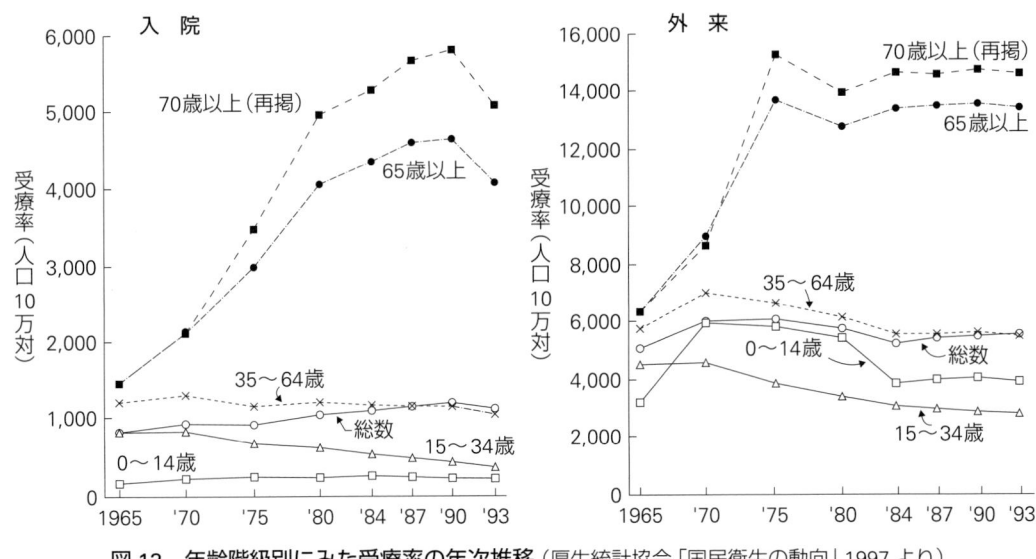

図13　年齢階級別にみた受療率の年次推移（厚生統計協会「国民衛生の動向」1997より）

高齢者数はそれほど目立たないものの，35％にもなると，3人に1人が65歳以上の高齢者となり，やたらに高齢者の存在が目立つ世の中になる．

4．高齢社会の抱える問題

　長寿によって長生きできる高齢者が増えてきたことは喜ばしいことである．しかし一方で，長寿が可能になればなるほど虚弱な高齢者，介護を必要とする高齢者の数も増えてきた．図13は，1965年から1993年までの年齢階級別にみた受療率の年次推移を表したものである．入院受療率および外来受療率とも65歳以上の高齢者では，他の年齢階級のそれらよりも高くなっている．高齢者は，生物学的には衰退期に入っているため老化現象や老化にまつわる病気から無縁ではいられない．したがって，高齢社会で長生きするということは，老病弱の心身をもったまま長生きするということに他ならない．その結果，国民の医療費が増大し，大きな社会問題となってきた．図14は，国民医療費と対国民所得の年次推移を表したものである．1990年頃から国民医療費の伸びは対国民所得の伸びとほぼ同じになり，所得の全額が医療費で使用されることになる．ではなぜ医療費がこのように増大してきたのであろうか．年齢階級別1人当たりの医療費をみると，明らかに65歳以上の高齢者が使用する医療費が高くなっている（図15）．この図から44歳以下の1人当たりの医療費に対する65歳以上

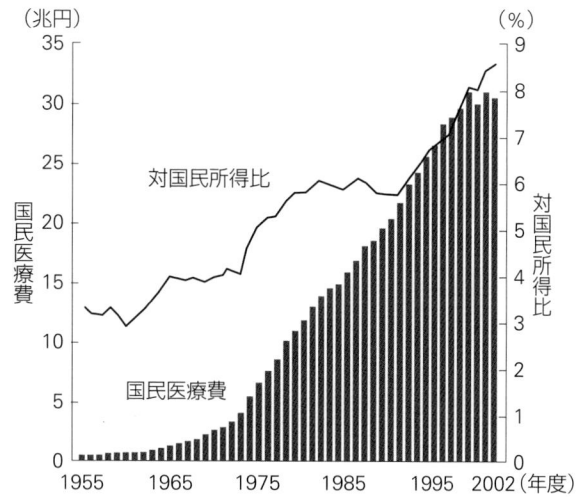

図14　国民医療費と対国民所得の年次推移（厚生統計協会，2005より）

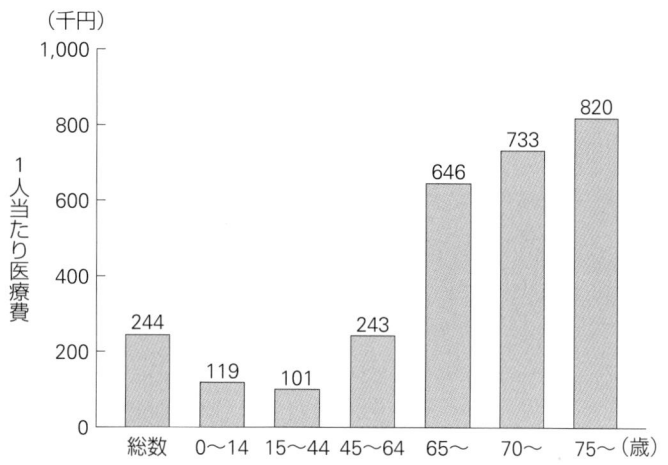

図15　年齢階級別1人当たり医療費（厚生統計協会，2005より）

のそれは11倍で，高齢者が医療費の使用を独占していることがよくわかる．老人医療費の高騰，看護・介護のためのマンパワーの需要増大に対処するための経費がすべて生産年齢層の負担となる．少子高齢化が進み，若者の数が少なくなる今，若者に支えられている年金や医療制度が空洞化する恐れがある．その結果，国全体の活力の低下が予測される．

5．疾病構造の変化

わが国の主要死因別死亡率の年次推移をみると，1950年の時点で

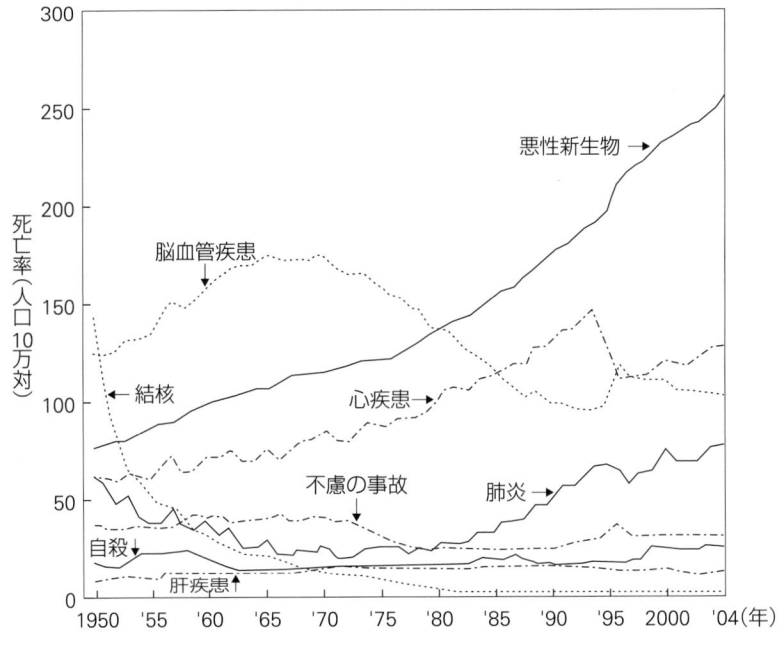
図16　主要死因別にみた死亡率の年次推移（厚生統計協会, 2005より）

は結核が第1位, 第2位が脳血管疾患, 第3位が悪性新生物, 第4位が心疾患, 第5位が肺炎であったが, 感染症を中心とする結核や肺炎は抗生物質の普及で急速に減少し, 代わって生活習慣病が増大してきた（図16）. 1951年には死亡率第1位であった結核がランクを下げ, 代わって脳血管疾患が第1位になった. 脳血管疾患は1970年頃から減少しはじめ, 1981年には悪性新生物（がん）が第1位になった. 1985年には心疾患が脳血管疾患に代わって第2位になった. 2004年の時点では, 悪性新生物が第1位, 心疾患が第2位, 脳血管疾患が第3位, 肺炎が第4位, 不慮の事故が第5位になった. 悪性新生物, 心疾患, 脳血管疾患は, 特に成人に発症するので3大成人病といわれる. この疾病に高血圧症と老衰を加えると, 現在, わが国の総死亡率の約70％を占める. そして, これが現代の疾病構造の特徴となっている.

6．生活習慣病

1）生活習慣病とは

生活習慣病という用語が使用されたのは, 平成8（1996）年12月8日に示された公衆衛生審議会による生活習慣に着目した疾病対策の

基本的方向性についての意見具申の中で,「食習慣,運動習慣,休養,喫煙,飲酒等の生活習慣が,その発症・進行に関与する疾患群と,そしてまた,成人病は加齢に着目した疾患群であり,生活習慣に着目した生活習慣病とは概念的には異なるが,それぞれに含まれる疾患は重複するものが多い」と定義されたのが最初である(渡辺,2001).なお,発症・進行に関与する疾患群とは,①インスリン非依存性糖尿病,②肥満,③高脂血症,④高尿酸血症,⑤循環器病,⑥大腸がん,⑦歯周病,等を指す.

2) 成人病から生活習慣病へ

1990年におもな成人病で死亡した割合は,悪性新生物 26.5%,心疾患 20.2%,脳血管疾患 14.9% であった.この3疾患で 61.6% を占めることからみて,予防の重要性が明らかである.そこで,予防の観点からこれら疾病の特徴を探ると,次の3点が指摘される.

① これら成人病はあるひとつの原因によって起こるものではなく,いくつかの要因が複雑に組み合わされることによって起こる.
② 長い潜伏期と発症の潜行性がある.多くの成人病では,若年期にはじまり,症状が出たときには,相当進行しており手遅れになる場合が多い.
③ 特異的な診断法が少ない.早期発見・早期治療がもっとも好ましいことであるが,これらの疾病は,一部の悪性新生物を除けば,早期発見は困難である.そして検査でみつかったときには手遅れの場合が多い.

これらの特徴から,成人病の予防には,早期発見・早期治療だけでなく,病気にならないようにする生活様式の改善,いわゆる一次予防が重要である.この観点から,1996年に「生活習慣病」の概念が新たに導入された.

3) 生活習慣病の予防

生活習慣病を予防するためには,発症の危険因子を日常生活の中でなるべく減らす工夫が必要となる.特に,肥満,高血圧,糖尿病,高脂血症は「死の四重奏」といわれ,健康の敵である.危険因子を早期に発見し,そのもととなっている生活習慣の改善が重要である.

3章 健康づくり施策概論

1. 世界のあゆみ

1）WHO憲章

　1948年，国連の保健・医療を直接担当する専門機関として世界保健機構（WHO）が設立され，世界各国が協調して保健活動に取り組むことになった．WHO憲章は，設立2年前の1946年に作られた．その中で「健康」とは次のように定義されている．

　「健康とは，単に病気がないとか，虚弱でないというだけではなく，身体的，精神的，そして社会的に完全に良好な状態をいう」

　そして，この憲章の定義に続いてWHO憲章では，健康を享受することが万人の基本的権利であること，また保健活動を平和と安全および人権の尊重を達成するために不可欠な活動として位置づけ，さらに，健康の達成のための住民参加の重要性と国家の責任等についても述べている．

　地球上では，未だ戦乱は絶えず，貧困，災害，政治，経済状態の悪化により，基本的人権としての健康権を脅かされている人々が多数存在する．これらの人々を守るために理想的な健康を定義し，その達成を目指すため個人から国家に至るあらゆるレベルでの努力が必要となる．

2）アルマ・アタ宣言

　第二次世界大戦後，医学は目覚しい技術革新を遂げ，病気の治療に貢献してきた．しかし，1970年代に入ると，先進国の経済成長の鈍化とともに，医療費負担の重さが大きな問題となってきた．また，環境問題等を通じて，科学技術万能視への反省も生まれてきた．1977年，WHOは，発展途上国の保健・医療サービスの強化を目指し，さまざまな討論をした後，「2000年までにすべての人々に健康を」のスローガンのもとに基本的な保健対策を打ち出した．そして，翌年（1978年）WHOとユニセフはカザフスタン共和国のアルマ・アタで

「プライマリ・ヘルスケア（Primary Health Care）国際会議」を開催し，「アルマ・アタ宣言」をだした．この宣言は，医療の重点をこれまでの高度医療中心から予防を含むプライマリ・ヘルスケアへと転換するよう提唱するものである．プライマリ・ヘルスケアとは，「地域社会および国が，自助努力の精神にのっとり，その開発の程度に応じて費用のまかなえる範囲内で，科学的に適正でかつ社会的に受け入れられる手順と技術に基づいて，地域社会の個人または家族の十分な参加のもとに行う基本的なヘルスケアである」と定義される．

宣言文に含まれた具体的なプライマリ・ヘルスケアの内容は，以下の8項目である．

① 保健上の問題を克服する教育とその問題を予防し，コントロールする方法
② 食糧の供給と適正な栄養摂取の推進
③ 安全な水の供給と基本的な環境衛生
④ 家族計画を含む母子保健サービス
⑤ 主要な感染症に対する予防接種
⑥ 局地的な流行病の予防とコントロール
⑦ 通常の疾病障害への適切な治療
⑧ 必須医療薬品の支給

これが以前の公衆衛生理念と異なる点は，健康の達成には，政治経済の安定や住民の自助努力が不可欠であるとしたことにある．

3）オタワ宣言

1980年代後半に入ると，疾病の予防は，個人の努力だけで実現できるものではなく，地域社会と大きくかかわっており，その環境の良し悪しに大きく影響されることが次第にわかってきた．そこで社会環境の整備が不可欠となってきた．こうした中で，社会環境および都市全体の環境の見直しが進み，都市全体の環境が健康の保持・増進に寄与するよう改善された「健康都市」の考え方がヨーロッパから広まった．

1986年，WHOがカナダのオタワで「第1回ヘルスプロモーション会議」を開催し，「オタワ宣言」をだした．この宣言では，健康の保持・増進を個人の生活改善努力だけに限定せず，健康な家庭，地域社会，学校，職場を作るという社会的環境の改善を強調している．

健康の保持・増進を進める手段として，具体的に次の5つをあげている．

① 健康関連の公共政策の立法化
② 支援環境の創造
③ 地域活動の強化

④ 個人技術の発展
　⑤ 保健事業の方向転換

　上記の WHO 憲章，アルマ・アタ宣言，オタワ宣言の原文の一部は糸川ら（2000）によって，また邦訳は田中ら（1996），郡司ら（1996）によって紹介されている．

2．日本のあゆみ

　第二次世界大戦後のわが国は，食糧難のため，健康増進対策としては，主として栄養改善のための施策がとられてきた．運動による健康の保持・増進のための施策が講じられたのは，昭和39（1964）年に開催された「東京オリンピック」以降である．

1）第一次国民健康づくり対策

　アルマ・アタ宣言が行われたのと同じ1978年に厚生省は，長寿社会の到来に備え明るく活力ある社会を構成することを目標として「第一次国民健康づくり対策」を開始した．この国民健康づくり対策は，次の3つを施策のおもな柱とする．
　① 生涯を通じての健康づくりの推進
　　・家庭婦人を含むすべての国民に対する健康診断の機会の確保．
　　・各ライフステージの特徴を踏まえた保健推進等．
　② 健康づくりの基盤整備
　　・市町村保健センター，健康増進センター等の整備．
　　・保健婦，栄養士等のマンパワーの確保．
　③ 健康づくりの啓発普及
　　・市町村健康づくり推進協議会の設置
　　・（財）健康・体力づくり事業財団等による普及啓発活動
　図17に，第一次国民健康づくり対策の体系図を示す．

2）第二次国民健康づくり対策（アクティブ80ヘルスプラン）

　第一次国民健康づくり対策に引き続き，1988年に厚生省は，「第二次国民健康づくり対策（アクティブ80ヘルスプラン）」を開始した．近年，国民の間では，これ以上の長寿よりも健康で質の高い生活への関心が高まってきた．そこで80歳になっても一人一人が生き生きと暮らせる社会を形成することを目的に，この対策が開始された．図18にアクティブ80ヘルスプランの考え方を示す．
　施策の展開に当たっては，特に次の3点に力点が置かれた．

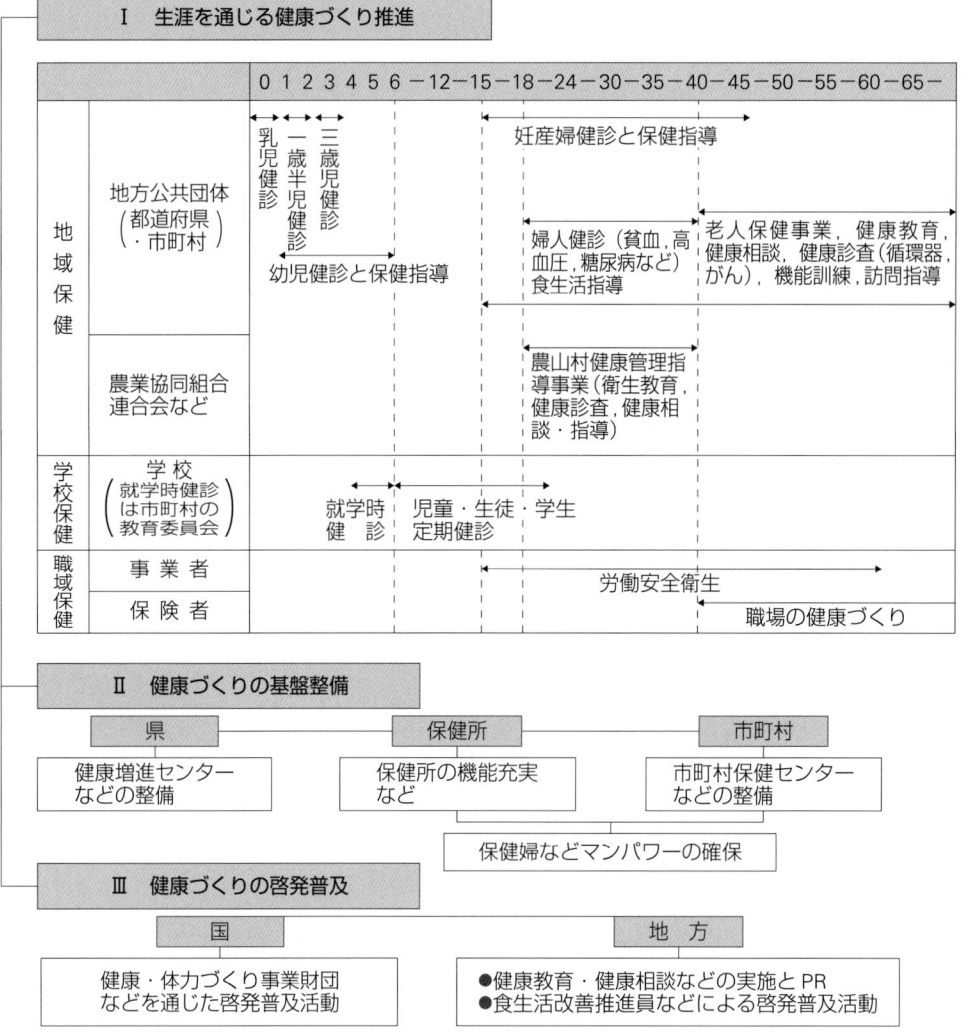

図17　第一次健康づくり対策の体系図（厚生省「厚生白書」1982より）

① 健康の保持・増進を中心とした一次予防対策の推進：栄養・食生活の改善事業，運動普及と地区組織活動，心の健康づくり推進事業等の各種事業展開．
② 栄養，運動，休養の3要素のバランスのとれた生活習慣の普及啓発：健康づくりのための栄養，運動，休養の指針の策定・普及．
③ 民間活力等の活用による健康づくりの環境整備：国民栄養調査および食生活改善推進員の養成，健康増進施設の整備，健康運動指導士・健康運動実践指導者の養成，健康文化都市の推進等．

表2に第二次国民健康づくり対策（アクティブ80ヘルスプラン）の施策の一覧を示す．

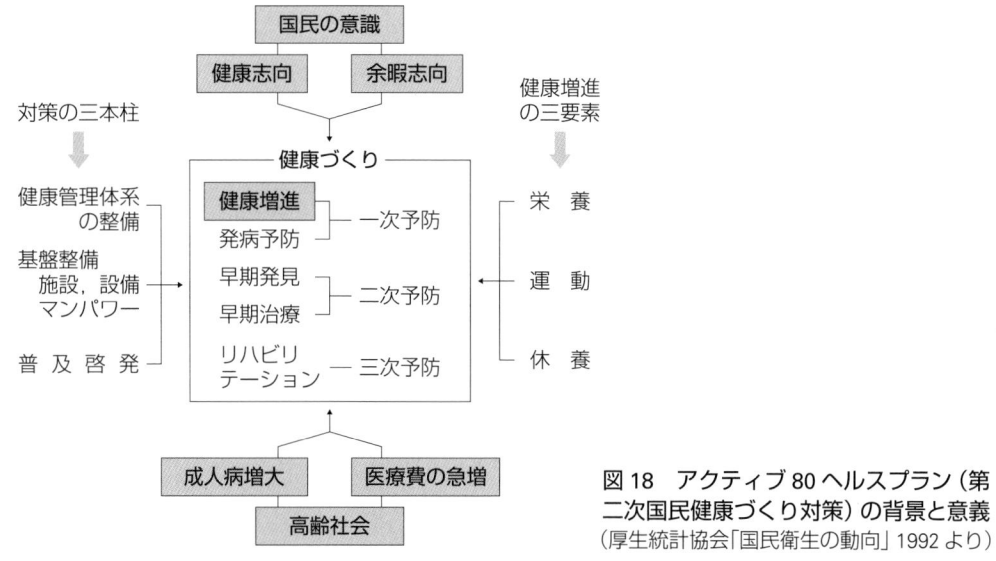

図18 アクティブ80ヘルスプラン（第二次国民健康づくり対策）の背景と意義
（厚生統計協会「国民衛生の動向」1992より）

表2　第二次国民健康づくり対策（アクティブ80ヘルスプラン）の施策一覧

| | 健　康　増　進 ||| 疾病予防 |
	栄　養	運　動	休　養	
事業の推進	・栄養改善事業（市町村の栄養指導等） ・食生活改善推進員地区組織活動 ・調理師生涯健康教育事業	・運動普及活動推進員地区組織活動	・心の健康づくり推進事業	・健康診査，健康指導（老人，妊産婦，小児，家庭婦人） ・歯科保健
	・健康文化都市推進事業（計画策定・健康ライフ形成事業）			
啓発普及	・栄養所要量の普及（第五次改定） ・加工食品の栄養成分表示制度の普及 ・対象特性別食生活指針の普及 ・外食料理栄養成分表示制度の普及	・運動所要量の普及 ・運動指針の普及	・休養指針の策定・普及 ・健康休暇の普及促進	・タバコ行動計画
		・全国健康福祉祭の実施 ・健康体力づくり事業財団の啓発事業		
基盤整備	・国民栄養調査 ・食生活改善推進員の養成 ・保健所，市町村への栄養士の設置促進 ・集団給食施設への管理栄養士の設置推進	・健康運動指導士等の養成 ・健康増進施設認定制度の普及 ・健康増進施設に対する融資 ・健康増進施設利用料の医療費控除	・休養のあり方の研究	・検診施設の整備
		・都道府県健康づくり対策推進会議 ・市町村健康づくり推進協議会 ・健康増進モデルセンターの整備促進		
	・保健所・市町村保健センターの設置促進			

（厚生統計協会「国民衛生の動向」1992より）

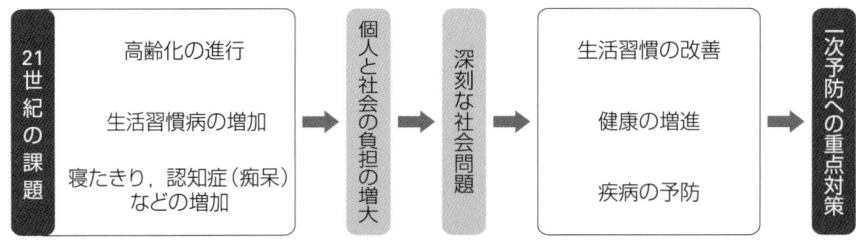

図 19　健康日本 21 運動の台頭の背景
（健康・体力づくり事業財団「高齢期の健康づくりテキスト」2005 より）

3）第三次国民健康づくり対策（健康日本 21）

　2000 年 4 月から，厚生省は，第三次国民健康づくり対策として，「21 世紀における国民健康づくり運動（健康日本 21）」を開始した．この運動は 2000 年度から 2010 年度までの 11 年間を運動の期間として，健康づくりの目標を具体的な数値目標として提示したところに特徴がある．

　① 健康日本 21 台頭の背景（図 19 は要約）
　② 長寿社会への対応

　人口の急速な高齢化に伴い，寝たきりや認知症（痴呆症）の高齢者の数が増えてきた．これらの障害は，本人の生活の質を低下させるだけでなく，医療や介護の負担を家族や社会に与えるため深刻な社会的問題となってきた．特に，2020 年には 4 人に 1 人が 65 歳以上の高齢者になるため，その負担は一層深刻となる．そこで，寝たきりや認知症等の障害がなく，健康で明るく元気に生活している期間，いわゆる「健康寿命」を延ばし，活力ある長寿社会を実現することが重要となってきた．WHO は，全加盟国に対して健康寿命を測定している．それによると，日本人の健康寿命は，男性で 71.9 年，女性で 77.2 年と，世界でもっとも長かった．WHO はこの原因として，日本人の低脂肪食による心疾患の少なさをあげている．

（1）生活習慣病の増加

　近年，食生活，運動，休養，喫煙，飲酒等の生活習慣が原因で発症すると考えられる，がん，心臓病，脳卒中，糖尿病等の生活習慣病が増加しつつある．図 20 に生活習慣病による死亡の割合を示す．この図から，生活習慣病は全体の死亡原因の 6 割を占めていることが明らかである．これらの病気は，病気になってから生活習慣を改めても完全に治療することは難しい．したがって，発症そのものを予防する「一次予防」が重要となる．

（2）健康日本 21 の目標

　「第一次国民健康づくり対策」と「第二次国民健康づくり対策」で

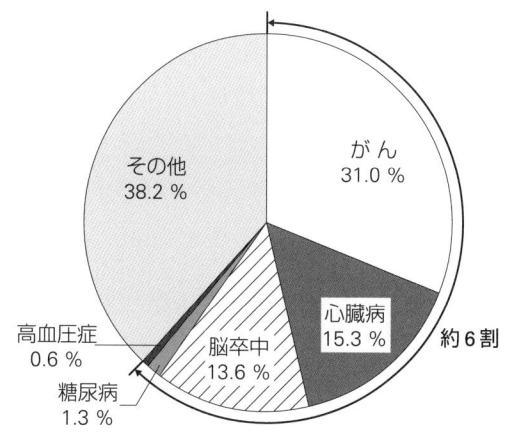

図 20　生活習慣病による死亡の割合
(健康・体力づくり事業財団「高齢期の健康づくりテキスト」2005 より)

は，これらの運動がどれほど成果をあげたのかを具体的に評価することが困難であった．その反省に基づき，「健康日本 21」では数値目標の達成度によって運動の成果を評価できるように計画された．

具体的な目標を設定するにあたって，次の 9 つの分科会が設置され，分科会毎に重要な課題について数値目標が設定された．①栄養・食生活，②身体活動・運動，③休養・こころの健康づくり，④たばこ，⑤アルコール，⑥歯科，⑦糖尿病，⑧循環器病，⑨がん

次に，これらの領域の中から，健康運動指導者にとって，特に深い関係をもつ栄養，運動面についてさらなる検討を加える．

①栄養・食生活の改善

糖尿病，脳血管疾患，高血圧，高脂血症，肥満，大腸がん，骨粗鬆症等は，栄養・食生活習慣と深く関連する．これらの疾患の発生とわが国の食生活を重ねると，摂取エネルギーと消費エネルギーのバランスの崩れ，脂肪エネルギー比率の増加，食塩摂取量の増加，食物繊維摂取量の不足，カルシウムやビタミンの摂取量の不足等の栄養摂取に関する問題，体重のコントロールの実践，欠食，外食利用者の増加に対する対策等の問題があげられる．

健康日本 21 では，①栄養素の摂取レベルにおける改善点，②知識・態度・行動レベル，③環境レベル，の 3 つの柱を中心に「食生活指針」が作成された (**表 3**)．

②身体活動・運動

機械文明の発達による身体的不活動の傾向は肥満を産み出し，これが原因で種々の生活習慣病の発生をもたらしている．したがって，身体的不活動の傾向を打破するためには身体活動・運動が必要となる．健康日本 21 では，日常の生活における身体活動に対する意識，日常生活における歩数，運動習慣等についての 6 項目について目標を設定している．

運動習慣（1 日 30 分以上の運動を週 2 回以上，1 年以上継続）のある者の割合は男性 28.6％，女性 24.6％で，未だ運動習慣の普及は十分といえない．そこで，個人が手軽に行える歩行の実施が推奨される．成人では，1 日の歩行平均は男性約 8,200 歩，女性 7,300 歩であるが，約 1,000 歩の増加を，高齢者では，男性約 5,400 歩，女性約

表3 健康日本21における食生活指針

- ● 適正な栄養素（食物）の摂取について
  （栄養状態，栄養素（食物）摂取レベル）
- ● 適正体重を維持している人の増加
  指標の目安
  [肥満者等の割合]　　　　　　　　現状*　　　2010年
  　児童・生徒の肥満児　　　　　　10.7%　　　7%以下
  　20歳代女性のやせの者　　　　　23.3%　　 15%以下
  　20〜60歳代男性の肥満者　　　　24.3%　　 15%以下
  　40〜60歳代女性の肥満者　　　　25.2%　　 20%以下
  *：平成9年国民栄養調査
  ※児童・生徒の肥満児：日比式による標準体重20%以上
  　肥満者：BMIが25以上の者
  　や　せ：BMIが18.5未満の者
  　BMI (Body Mass Index)：体重(kg)÷身長(m)^2

- ● 脂肪エネルギー比率の減少
  指標の目安
  [1日当たりの平均摂取比率]　　　現状*　　　2010年
  　20〜40歳代　　　　　　　　　　27.1%　　 25%以下
  *：平成9年国民栄養調査
  ※脂肪エネルギー比率とは，総摂取エネルギーに占める脂肪からのエネルギーの割合．

- ● 食塩摂取量の減少
  指標の目安
  [1日当たりの平均摂取比量]　　　現状*　　　2010年
  　成　人　　　　　　　　　　　　13.5g　　 10g未満
  *：平成9年国民栄養調査

- ● 野菜摂取量の増加
  指標の目安
  [1日当たりの平均摂取比量]　　　現状*　　　2010年
  　成　人　　　　　　　　　　　　292g　　 350g以上
  *：平成9年国民栄養調査

- ● カルシウムに富む食品の摂取量の増加
  指標の目安
  [1日当たりの平均摂取比量]　　　現状*　　　2010年
  　牛乳・乳製品　　　　　　　　　107g　　 130g以上
  　豆　類　　　　　　　　　　　　76g　　 100g以上
  　緑黄色野菜　　　　　　　　　　98g　　 120g以上
  *：平成9年国民栄養調査

- ● 適正な栄養素（食物）を摂取するための行動の変容について（知識・態度・行動レベル）
- ● 自分の適正体重を認識し，体重コントロールを実践する人の増加
  指標の目安
  [実践する人の割合]　　　　　　　現状*　　　2010年
  　男性（15歳以上）　　　　　　　62.6%　　 90%以上
  　女性（15歳以上）　　　　　　　80.1%　　 90%以上
  *：平成10年国民栄養調査
  ※適正体重とは，「身長(m)^2×22」を標準（BMI＝22）とする．

- ● 朝食を欠食する人の減少
  指標の目安
  [欠食する人の割合]　　　　　　　現状*　　　2010年
  　中学生，高校生　　　　　　　　6.0%　　 0%
  　男性（20歳代）　　　　　　　　32.9%　　 15%以下
  　男性（30歳代）　　　　　　　　20.5%　　 15%以下
  *：平成9年国民栄養調査

- ● 量，質ともに，きちんとした食事をする人の増加
  指標の目安
  [1日最低1食，きちんとした食事を，家族等2人以上で楽しく，30分以上かけてとる人の割合]
  　　　　　　　　　　　　　　　　現状*　　　2010年
  　成　人　　　　　　　　　　　　56.3%　　 70%以上
  *：参考値，「適量の食事を，家族や友人等とともに，ゆっくり時間をかけてとる人の割合」平成8年国民栄養調査
  ※きちんとした食事とは，1日当たりのエネルギー必要量および各種栄養素密度について一定条件をみたす食事．

- ● 外食や食品を購入する時に栄養成分表示を参考にする人の増加
  指標の目安
  [参考にする人の割合]　　　　　　現状*　　　2010年
  　成　人　　　　　　　　　　　　─
  *：平成11年国民栄養調査により，平成12年度中に設定

- ● 自分の適正体重を維持することのできる食事量を理解している人の増加
  指標の目安
  [理解している人の割合]　　　　　現状*　　　2010年
  　成人男性　　　　　　　　　　　65.6%　　 80%以上
  　成人女性　　　　　　　　　　　73.0%　　 80%以上
  *：参考値，「自分にとって適切な食事内容・量を知っている人の割合」平成8年国民栄養調査

- ● 自分の食生活に問題があると思う人のうち，食生活の改善意欲のある人の増加
  指標の目安
  [改善意欲のある人の割合]　　　　現状*　　　2010年
  　成人男性　　　　　　　　　　　55.6%　　 80%以上
  　成人女性　　　　　　　　　　　67.7%　　 80%以上
  *：平成8年国民栄養調査
  （全対象のうち食生活に問題があると思う人の割合は，男性31.6%，女性33.0%）

- ● 適正な栄養素（食物）の摂取のための個人の行動変容にかかわる環境づくりについて（環境レベル）
- ● ヘルシーメニューの提供の増加と利用の促進
  指標の目安
  [提供数]　　　　　　　　　　　　現状*　　　2010年
  　　　　　　　　　　　　　　　　─　　　　 ─
  [利用する人の割合]　　　　　　　現状*　　　2010年
  　　　　　　　　　　　　　　　　─　　　　 ─
  *：平成12年度中に調査し，設定する
  ※ヘルシーメニューの提供とは，給食，レストラン，食品売場における，食生活改善のためのバランスのとれたメニューの提供．

- ● 学習の場の増加と参加の促進
  指標の目安
  [学習の場の数]　　　　　　　　　現状*　　　2010年
  　　　　　　　　　　　　　　　　─　　　　 ─
  [学習に参加する人の割合]　　　　現状*　　　2010年
  　　　　　　　　　　　　　　　　─　　　　 ─
  *：平成12年度中に調査し，設定する
  ※学習の場とは，地域，職域において健康や栄養に関する情報を得られる場．

- ● 学習や活動の自主グループの増加
  指標の目安
  [自主グループの数]　　　　　　　現状*　　　2010年
  　　　　　　　　　　　　　　　　─　　　　 ─
  *：平成12年度中に調査し，設定する
  ※自主グループとは，地域，職域において健康や栄養に関する学習や活動を，自主的に取り組む住民，地区組織，企業等．

（健康体力づくり事業財団「高齢期の健康づくりテキスト」2005より）

表4　健康日本 21 における運動指針

● 成 人

● 意識的に運動を心がけている人の増加
指標の目安
［意識的に運動をしている人の割合］

	現　状*	2010 年
男　性	52.6%	63%以上
女　性	52.8%	63%以上

*：平成 8 年保健福祉動向調査
※意識的に運動を心がけている人とは，日頃から日常生活の中で，健康の保持・増進のために意識的にからだを動かすなどの運動をしている人．

● 日常生活における歩数の増加
指標の目安
［日常生活における歩数］

	現　状*	2010 年**
男　性	8,202 歩	9,200 歩以上
女　性	7,282 歩	8,300 歩以上

*：平成 9 年国民栄養調査
**：約 1,000 歩の増加：1,000 歩は，歩く時間で約 10 分，歩行距離で 600〜700m 程度に相当．

● 運動習慣者の増加
指標の目安
［運動習慣者の割合］

	現　状*	2010 年
男　性	28.6%	39%以上
女　性	24.6%	35%以上

*：平成 9 年国民栄養調査
※運動習慣者とは，1 回 30 分以上の運動を，週 2 回以上実施し，1 年以上継続している人．

● 高齢者

● 外出について積極的な態度をもつ人の増加
指標の目安
［運動習慣者の割合］

	現　状*	2010 年
男性（60 歳以上）	59.8%	70%以上
女性（60 歳以上）	59.4%	70%以上
80 歳以上（全体）	46.3%	56%以上

*：平成 11 年高齢者の安全に関する意識調査（総務庁）
※外出について積極的な態度をもつ人とは，日常生活の中で買物や散歩などを含めた外出について，「自分から積極的に外出する方である」と意識している人．

● 何らかの地域活動を実施している者の増加
指標の目安
［地域活動を実施している人］

	現　状*	2010 年
男性（60 歳以上）	48.3%	58%以上
女性（60 歳以上）	39.7%	50%以上

*：平成 10 年高齢者の地域社会への参加に関する意識調査（総務庁）

● 日常生活における歩数の増加
指標の目安
［日常生活の歩数］

	現　状*	2010 年**
男性（70 歳以上）	5,436 歩	6,700 歩以上
女性（70 歳以上）	4,604 歩	5,900 歩以上

*：平成 9 年国民栄養調査
**：約 1,300 歩の増加：1,300 歩は，歩く時間で約 15 分，歩行距離で 650〜800m 程度に相当．

（健康体力づくり事業財団「高齢期の健康づくりテキスト」2005 より）

表5　日本の健康づくり対策の変遷

● 第一次国民健康づくり対策 　　（昭和 53〜昭和 63 年度）	＜基本的な考え方＞ 　1．生涯を通じる健康づくりの推進 　　　［成人病予防のための一次予防の推進］ 　2．健康づくりの三要素（栄養，運動，休養）の健康増進事業の推進（栄養に重点）
● 第二次国民健康づくり対策 　　「アクティブ 80 ヘルスプラン」 　　（昭和 63〜平成 11 年度）	＜基本的な考え方＞ 　1．生涯を通じる健康づくりの推進 　2．栄養，運動，休養のうち遅れていた運動習慣の普及に重点を置いた，健康増進事業の推進
● 第三次国民健康づくり対策 　　「健康日本 21」 　　「21 世紀における国民健康づくり運動」 　　（平成 12 年度〜）	＜基本的な考え方＞ 　1．生涯を通じる健康づくりの推進 　　　［一次予防］の重視と生活の質の向上 　2．国民の保健医療水準の指標となる具体的目標の設定および進展度評価に基づく健康事業の推進 　3．個人の健康づくりを支援する社会環境づくり

（厚生労働省：「厚生労働白書」2002 より）

4,600歩であるが,約1,300歩の増加が推奨される.**表4**は,身体活動や運動を増加させるための「運動指針」を示したものである.

日本の健康づくり対策の変遷をまとめると**表5**のようになる.

3.健康運動指導士と健康運動実践指導者の役割

健康づくりのための運動を適切に実践指導するためには指導者が必要である.そこで,厚生大臣は平成元(1989)年6月,昭和63(1988)年の公衆衛生審議会からの意見具申「健康づくりのための運動の実践指導者養成の在り方について」を踏まえ,(財)健康・体力づくり事業財団に,健康運動指導士と健康運動実践指導者審査・証明事業を認定した.この結果,健康運動指導士は1988年から,健康運動実践指導者の養成は1989年から養成が進められている.

健康運動指導士の役割は,「治療の一環としての運動(運動療法)または競技のための運動の指導を行うのではなく,呼吸・循環器系の生理機能の維持,向上をはかることにより,動脈硬化・心臓病・高血圧等の生活習慣病を予防し,健康水準を保持,増進するという観点から,医学的基礎知識,運動生理学の知識等に立脚しつつ,個々人の行う運動に対して安全かつ効果的な運動を実践するための運動プログラムの作成および指導を行うこと」と規定されている.

また,健康運動実践指導者は「健康づくりを目的として作成された運動プログラムを踏まえ,運動を行う者の健康状態・技術水準・体力等の相違に応じ,ジョギング・エアロビクスダンス・水泳・水中運動等のエアロビクスエクササイズ,ストレッチングおよび筋力・筋持久力トレーニング等の補強運動の実践指導を行うこと」と規定されている.

これら運動指導者の関係および健康増進施設において健康づくりに従事しているスタッフとの関係を示したのが**図21**である.

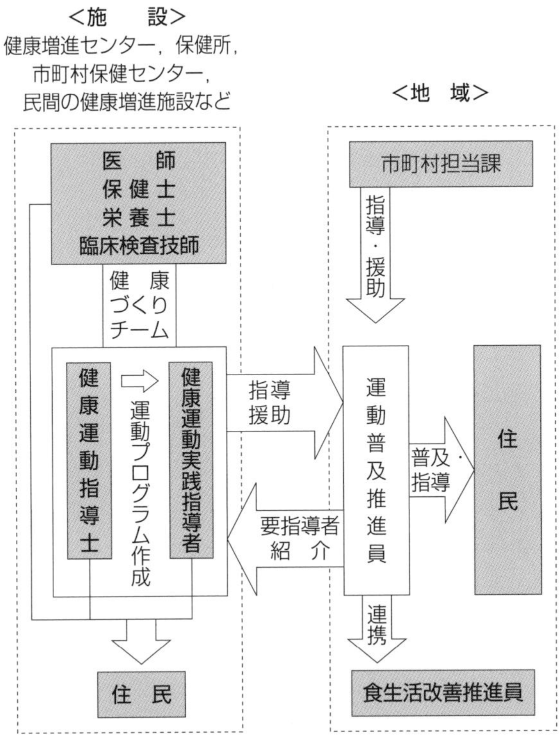

図21 運動指導フローチャート
(厚生省編「運動普及推進員テキスト」1993より)

4章 健康状態をどのように評価するか

　健康であるか，健康でないかを評価して得られた結果を健康指標で表現するわけであるが，非常に難しい問題である．理想的な健康像を想定して，これからどれだけ隔たっているのかを測ることが考えられる．残念ながら，両端に健康と不健康が，その間を連続して目盛ってある物差しがあり，この物差しを個人個人に当てはめるとただちにその人の健康状態が判定できるという便利なものは，現在のところ存在しない．

　健康には2つの側面があると考えられる．ひとつは従来からよく用いられてきた健康観で，「健康とは病気や異常のないことであり，病気や異常があれば健康でない」とする考え方である．もうひとつの健康観は，病気によって健康を定義するだけでなく，少々のストレスや病因に負けない，強さやたくましさを兼ね備えた健康である．現在は"健康寿命"，いわゆる認知症（痴呆症）や寝たきり状態にならない健康状態での生存期間が問題とされる世の中になってきた．したがって，病気によって健康を定義する消極的な考えでなく，少々の外的・内的環境の変化や身体的ストレスに負けることなく，適応することによって健康を保持することが可能なたくましい健康の保持・増進を図ることが重要である．

　そこで，個人の健康水準を評価するに当たり，健康を活動の基礎となる体力と生存の基礎となる生理的諸機能で評価し，それぞれの結果を二次元空間に表示することによって，「生物学的活力」を推定するという判定を試みた．また，集団の健康度を評価するに当たっては，一国の健康水準を示し，かつ他国との比較が可能となる健康指標を考える必要がある．この場合，理想的な健康像を想定するよりも，逆に，健康の損なわれた場合，いわゆる疾病による死亡を基準にとることが考えられる．そこで，この観点から集団の健康度を評価することを試みた．

1．個人の健康度

　中高年者の半数は，自覚症状がなくても検査すればからだのどこかに異常がみつかるといわれている．そして，それらの異常が知らず知らずのうちに進み，身体をむしばんで，やがて疾病を引き起こすようになる．中高年者がいったん病気になると，回復力が若いときと比べて低下しているので治癒が遅くなるため，大病しないようにすることが大切である．そのためには，日頃から自分の健康度をチェックする習慣を身につけておくことが大切である．

1）病気と自覚症状の関連

　自己診断は病気の早期発見に必要である．**表6**は，病気と自覚症状の関連を示したものである（中村と藤木，1985）．現在，自覚症状がある場合，この表を用いて病気の自己診断を行っていただきたい．

2）生物学的活力の推定

　中村（2004）は，個人の健康水準を具体的に評価するために，健康を活動の基礎となる体力と生命維持に必要な生理的諸機能の概念的総和で評価するという一方法を提案した．そのために，各検査・測定値に，多変量解析の一種である主成分分析を適用して，第一主成分を基に体力年齢と生理的年齢を推定し，それぞれの推定された結果を二次元空間に表示することによって，「生物学的活力」を評価するという方法を考案した．

（1）男性の体力年齢の算出

　現時点においては，体力年齢の予測変数を選択するに当たっては，行動体力のみを対象とした．

　具体的には，筋力，瞬発力，全身持久力，柔軟性および敏捷性の行動体力を代表する，①背筋力（kg），②垂直跳び（cm），③最大身体作業能力（watts），④立位体前屈（cm），⑤反復横跳び（回数/20秒），の5項目とした．これらの測定は，壮年体力テスト実施要領に基づいて行われた．ただし，最大身体作業能力は，Monark製の自転車エルゴメータを使用して，毎分50回転で6分間（2'-2'-2'）の漸増負荷運動中に得た心拍数と運動強度から回帰式を求め，個人の最高心拍数（220－年齢で推定）に対応する負荷強度（watts）を推定する方法を用いた．また，最大身体作業能力は，からだの大きさの影響を除くため体重で割った値（最大身体作業能力÷体重）を以後の分析では用いた．

表6 病気と自覚症状の関連（中村と藤木，1985より）

◯：主に無症状　〰〰：運動が効果的なもの

	病　気	自　覚　症　状		病　気	自　覚　症　状
◯	肺がん	血痰，軽度の胸痛		前立腺肥大	排尿困難，時に無尿
	慢性気管支炎	1年以上にわたるせきやたん		狭心症（虚血性心疾患）	動作時の左前胸部痛，息苦しさ
〰〰	喘　息	発作性持続性のせきや呼吸困難	◯ 〰〰	高血圧	頭痛，めまい
	肺結核	微熱，寝汗，感冒症状		低血圧	立ちくらみ，起床困難
〰〰	胃十二指腸潰瘍	食後1時間や空腹時の胃症状		心筋梗塞	激しい持続性の胸痛，発熱
◯	胃ポリープ	—	◯	動脈硬化症	手足のしびれ，物忘れをする，夜間尿
◯	胃がん（早　期）	まれに胃痛		不整脈	脈がとぶ，左前胸部の不快感
	胃がん（進行期）	食欲不振，やせ，胃痛	◯	乳がん	乳房にしこり，その表面の皮膚の変化
	膵臓疾患	上腹部痛，下痢	◯	子宮がん	不正出血，性交後の出血，おりものの変化
◯	大腸がん	粘血便	◯	子宮筋腫	下腹部のしこり，時に貧血
〰〰	大腸過敏症	下痢と便秘		脳血管障害	24時間持続性の半身のしびれなど
◯ 〰〰	脂肪肝	肥満，アルコール過多	〰〰	メニエール症候群	発作性のめまい，難聴，精神疲労時に起こる
◯	慢性肝炎	食欲不振，吐き気，疲れやすい		偏頭痛	周期性の片側の頭痛，脈うつような痛み，いらいら
◯	肝硬変	食欲不振，吐き気，疲れやすい	〰〰	仮面うつ病	多彩な身体症状，一般的に朝に体調が悪く，夕方に回復する
	肝がん	食欲不振，肝臓のはれ，体重減少		ノイローゼ	早朝に気分よく，一般的に夕方に体調が悪い
	胆石症	右上腹部の夜間疝痛，発熱，翌日の黄疸		睡眠障害	入眠困難，睡眠中断，精神活動の高ぶり
〰〰	糖尿病	喉の渇き，多尿，食欲の亢進	〰〰	五十肩	動作時に肩関節が痛む，挙上困難
	甲状腺機能亢進	手のふるえ，動悸，異常発汗	〰〰	頸椎異常	手指のしびれや痛み
〰〰	尿路結石	動作時の痛み，血尿	〰〰	ギックリ腰	突然に起こる激しい腰痛
	腎　炎	尿蛋白陽性，むくみ，高血圧	〰〰	肩こり	—
	ネフローゼ	尿蛋白強陽性，むくみ，高コレステロール血症			
	膀胱炎	排尿時の痛み，尿の回数の増加			

　図22は最大身体作業能力の測定風景を示す．図23は，背筋力，垂直跳び，最大身体作業能力，立位体前屈，反復横跳びの5項目の年齢に対する散布図で，加齢変化を概観するために求められた．立位体前屈は，他の項目と比べ個人間で相当な測定値のバラツキがみられるが，加齢に伴って低下する傾向は認められる．しかし，その程度はそれほど顕著でない．他の4項目は，加齢に伴って顕著にその能力は低下する．この研究では，立位体前屈を含む5項目を体力年齢推定のた

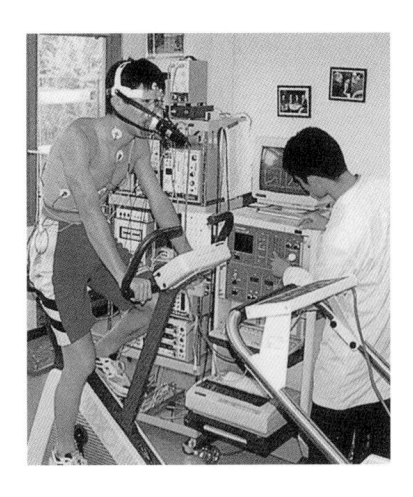

図22　自転車エルゴメータによる最大身体作業能力の測定（写真提供：森谷敏夫研究室）

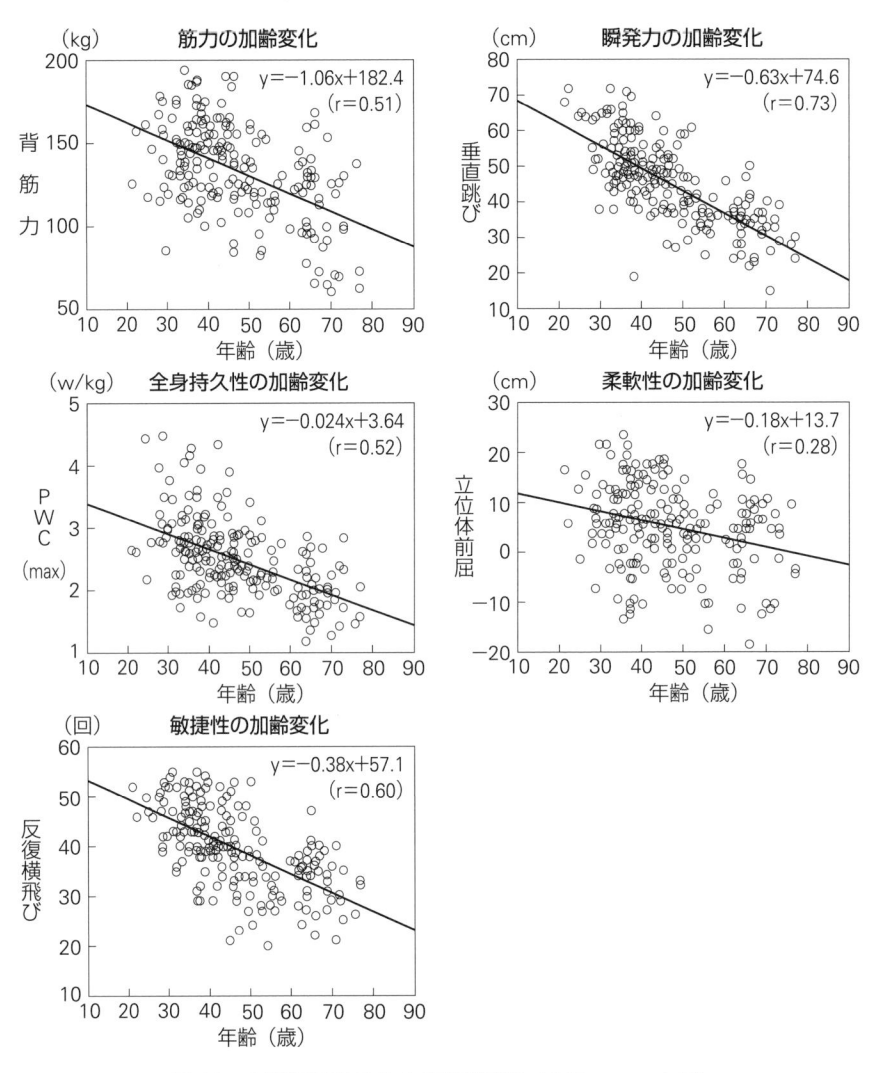

筋力の加齢変化　　$y=-1.06x+182.4$　$(r=0.51)$

瞬発力の加齢変化　$y=-0.63x+74.6$　$(r=0.73)$

全身持久性の加齢変化　$y=-0.024x+3.64$　$(r=0.52)$

柔軟性の加齢変化　$y=-0.18x+13.7$　$(r=0.28)$

敏捷性の加齢変化　$y=-0.38x+57.1$　$(r=0.60)$

図23　中高年男性の体力の加齢変化（中村，2004より）

めの予測変数とした．

体力年齢の推定式を求めるに当たっては，主成分分析をこれら5項目で計算された相関行列に適用し，第一主成分を抽出した．そして，推定された第一主成分のスコアを体力の総合指数（Fitness Score：FS）とみなした．ここでは，粗データから直接代入可能な計算式を示した．

$$FS = 5.13 - 0.01X_1 - 0.028X_2 - 0.374X_3 - 0.026X_4 - 0.037X_5 \quad \cdots\cdots 式(1)$$

ここで，X_1：背筋力（kg），X_2：垂直跳び（cm），X_3：最大身体作業能力（watts），X_4：立位体前屈（cm），X_5：反復横跳び（回数/20秒），である．

求められたFSの値は平均0，標準偏差1.0の分布を示し，Zスコアで表される．

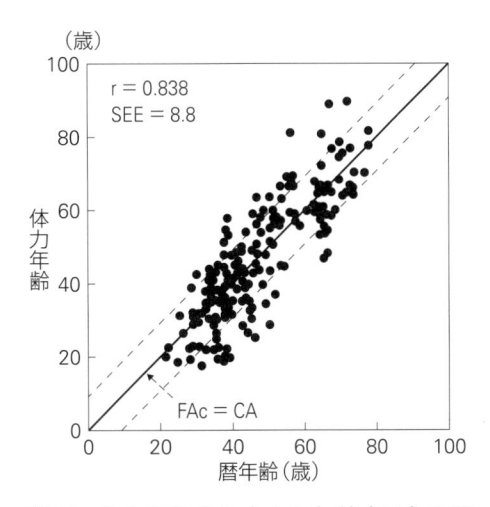

図24 体力年齢（FAc）と暦年齢（CA）の関連（Nakamuraら，1996より）

老化を測る尺度としては，スコアのような抽象的なものより具体性のあるものが有利と考えられる．そこで，健康人の暦年齢を標準とした尺度の設定が考えられた．FSの分布を，被験者全員について計算された暦年齢の分布（平均46.6，標準偏差13.3）に移し替えた．その結果，FSから体力年齢（FA）を次式によって求めることができる．

$$FA = (FS \times 13.3) + 46.6 \quad \cdots\cdots 式(2)$$

しかし，FAによって推定された体力年齢と暦年齢の間には，線形モデル固有のエラーによって若干差が生じる．すなわち，推定されたFAは回帰直線の中心から外れるほど過大（暦年齢が低い被験者の場合）または過小（暦年齢が高い被験者の場合）になる傾向を示す．そこで，Dubinaら（1984）の修正方法に従って，暦年齢（Age）に対する次の修正項（Z）を計算した．

$$Z = (0.26 \times Age) - 12.1 \quad \cdots\cdots 式(3)$$

最終的に得られた体力年齢（FAc）の推定式は次の通りである．

$$FAc = FA + Z \quad \cdots\cdots 式(4)$$

図24は，被験者209名（体力測定の受験が不可能であった12名の70歳以上の被験者を除く）について推定された体力年齢と暦年齢の関連を表したものである．体力年齢と暦年齢の相関は0.838（$p < 0.01$）であった．また，推定の標準誤差（SEE）は8.8歳であった．図中に示された実線は，体力年齢と暦年齢が完全に一致するラインを，2本の点線に挟まれた部分（実線から±1SEE）は体力の正常な範囲を示す．一般に，全体の中で約68％の個人はこの範囲内に入るといわれている．したがって，個人の体力年齢を式（4）から計算し，図24に

打点すれば，個人の体力の老化の程度およびそれが正常範囲にあるかどうかが一目瞭然となる．

(2) 男性の生理的年齢の算出

生理的年齢は，各種の臓器組織を中心とする生理機能の老化を反映する指標として考案されたものである．各種の臓器機能の低下は生命維持に不利となるのは明らかである．したがって，観点を変えれば，生理的年齢も防衛体力が目標とする生存の基礎となる体力の一指標とみなすことができる．しかし，防衛体力が，種々のストレスに対する生体の抵抗力や適応力というダイナミックな面を現すのに対して，生理的年齢は，おもに安静時の生理機能の状態というスタティックな面しか現さない．したがって，防衛体力のように健康の強さやたくましさまで評価することは期待できない．

生理的年齢を予測するために，生命維持に関係の深い各種の臓器組織から，①第一主成分と高い因子負荷量を示す項目，②暦年齢と高い相関を示す項目，③異なる器官・組織を代表する項目，の3条件を考慮して，以下の8項目を予測変数とした．①肺活量（mL），②収縮期血圧（mmHg），③安静時血糖値（mg/dL），④GPT（K-unit），⑤乳酸脱水素酵素（IU），⑥総コレステロール（mg/dL），⑦尿素窒素（mg/dL），⑧ヘモグロビン（g/dL）．これらの8変数の相関行列に，主成分分析を適用して第一主成分を抽出し，そのスコア（Physiological Score：PS）の推定式を式（5）のように求めた．ここでは，祖データから直接代入可能な計算式を示した．

$$PS = 0.0005X_1 - 0.023X_2 - 0.009X_3 - 0.023X_4 - 0.003X_5 - 0.0009X_6 - 0.069X_7 + 0.278X_8 + 0.4 \quad \text{式 (5)}$$

ここで，X_1：肺活量（mL），X_2：収縮期血圧（mmHg），X_3：安静時血糖（mg/dL），X_4：GPT（K-unit），X_5：乳酸脱水素酵素（IU），X_6：総コレステロール（mg/dL），X_7：尿素窒素（mg/dL），X_8：ヘモグロビン（g/dL）である．

体力年齢を求めた場合と同様，PSの分布を被験者全員の暦年齢の分布に移し替え，生理的年齢（Physiological Age：PA）を次式にて求めた．

$$PA = (PS \times 13.3) + 46.6 \quad \text{式 (6)}$$

さらに，Dubinaら（1984）の修正方法を用いて暦年齢に対する修正項（Z）を求め，

$$Z = (0.51 \times Age) - 23.7 \quad \text{式 (7)}$$

最終的に，以下のように生理的年齢（PAc）の推定式を算出した．

$$PAc = PA + Z \quad \text{式 (8)}$$

図25は被験者全員（221名）について推定された生理的年齢

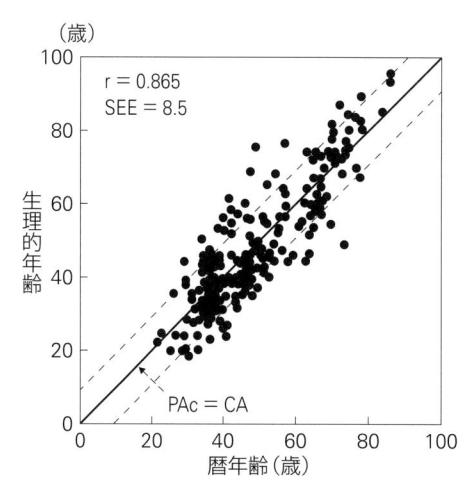

図25 生理的年齢（PAc）と暦年齢（CA）の関連（Nakamura ら，1996 より）

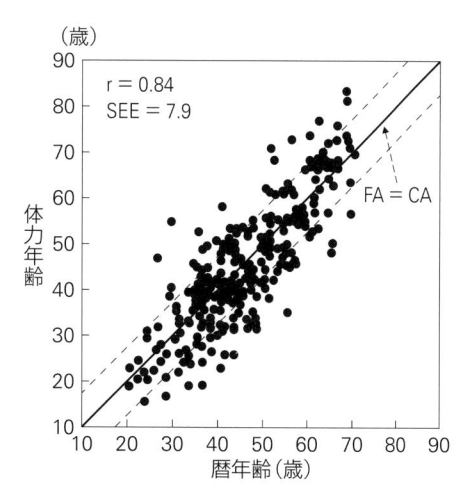

図26 体力年齢（FAc）と暦年齢（CA）の関連（Nakamura ら，1998 より）

（PAc）と暦年齢の関連を表したものである．生理的年齢と暦年齢の相関は 0.865（p＜0.01），標準誤差（SEE）は 8.5 歳であった．個人の生理的年齢を式（8）によって計算し，図 25 に打点すれば，個人の生理機能の老化の程度およびそれが正常範囲にあるかどうかが一目瞭然となる．

（3）女性の体力年齢の算出

予測変数は，男性と同様，背筋力，垂直跳び，最大身体作業能力，立位体前屈，反復横跳びの 5 項目である．体力年齢を算出するうえでの計算方法は男性の場合とすべて同様である．すなわち，これら 5 項目で計算された相関行列に，主成分分析を適用して第一主成分を抽出し，そのスコア（FS）の推定式を次式によって求めた．ここでは，祖データから直接代入可能な計算式を示した．

$$FS = 5.4 - 0.014X_1 - 0.041X_2 - 0.466X_3 - 0.032X_4 - 0.047X_5 \quad \cdots \text{式 (9)}$$

ここで，X_1：背筋力（kg），X_2：垂直跳び（cm），X_3：最大身体作業能力（watts），X_4：立位体前屈（cm），X_5：反復横跳び（回数 /20 秒），である．

次に，FS から体力年齢（FA）に換算するため，FS の分布を，被験者全員について計算された暦年齢の分布（平均 45.4，標準偏差 11.9）に移し替えた．その結果，体力年齢（FA）は次式によって求めることができる．

$$FA = (FS \times 11.8) + 45.4 \quad \cdots\cdots\cdots\cdots\cdots \text{式 (10)}$$

さらに，線形モデル固有のエラーを取り除くため，Dubina らの修正方法に従って，暦年齢（Age）に対する次の修正項（Z）を計算した．

$$Z = (0.27 \times \mathrm{Age}) - 12.3 \quad \cdots\cdots 式(11)$$

最終的に得られた体力年齢（FAc）の推定式は次の通りである．

$$\mathrm{FAc} = \mathrm{FA} + Z \quad \cdots\cdots 式(12)$$

図 26 は，被験者 249 名について推定された体力年齢と暦年齢の関連を表したものである．

体力年齢と暦年齢の相関は 0.840（$p<0.01$）であった．また，推定の標準誤差（SEE）は 7.9 歳であった．したがって，個人の体力年齢を式（12）によって計算し，図 26 に打点すれば，個人の体力の老化の程度およびそれが正常範囲にあるかどうかが一目瞭然となる．

(4) 女性の生理的年齢の算出

女性の生理的年齢を予測するために，生命維持に関係の深い各種の臓器組織から以下の 8 項目が予測変数として選び出された．①BMI 指数，②肺活量（mL），③収縮期血圧（mmHg），④安静時血糖（mg/dL），⑤GOT（K-unit），⑥乳酸脱水素酵素（IU），⑦総コレステロール（mg/dL），⑧尿素窒素（mg/dL）．これらの 8 変数の相関行列に，主成分分析を適用して第一主成分を抽出し，そのスコア（PS）の推定式を次式のように求めた．ここでは，祖データから直接代入可能な計算式から示した．

$$\mathrm{PS} = 0.089 X_1 - 0.0005 X_2 + 0.019 X_3 + 0.009 X_4 + 0.037 X_5 + 0.005 X_6 \\ + 0.011 X_7 + 0.062 X_8 - 9.2 \quad \cdots\cdots 式(13)$$

ここで，X_1：BMI 指数，X_2：肺活量（mL），X_3：収縮期血圧（mmHg），X_4：安静時血糖（mg/dL），X_5：GOT（K-unit），X_6：乳酸脱水素酵素（IU），X_7：総コレステロール（mg/dL），X_8：尿素窒素（mg/dL）である．

そして，体力年齢を求めた場合と同様，PS の分布を被験者全員の暦年齢の分布に移し替え，

$$\mathrm{PA} = (\mathrm{PS} \times 11.8) + 45.4 \quad \cdots\cdots 式(14)$$

さらに，Dubina らの修正方法を用いて暦年齢に対する修正項（Z）を求め，

$$Z = (0.33 \times \mathrm{Age}) - 15.2 \quad \cdots\cdots 式(15)$$

最終的に，以下のように生理的年齢（PAc）の推定式を算出した．

$$\mathrm{PAc} = \mathrm{PA} + Z \quad \cdots\cdots 式(16)$$

図 27 は被験者全員（249 名）について推定された生理的年齢（PAc）と暦年齢の関連を表したものである．生理的年齢と暦年齢の相関は 0.82（$p<0.01$），標準誤差（SEE）は 8.8 歳であった．個人の生理的年齢を式（16）によって計算し，図 27 に打点すれば，個人の生理機能の老化の程度およびそれが正常範囲にあるかどうかが一目瞭然となる．

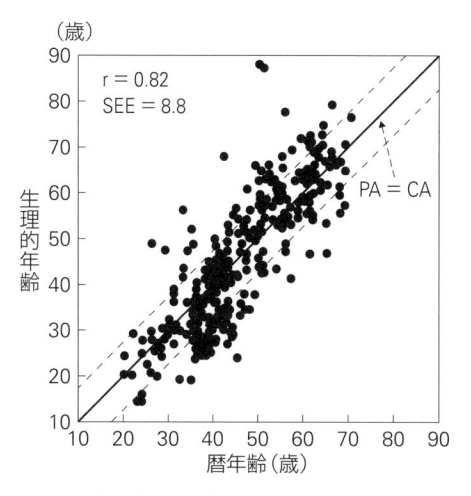

図27 生理的年齢（PAc）と暦年齢（CA）の関連（Nakamuraら，1998より）

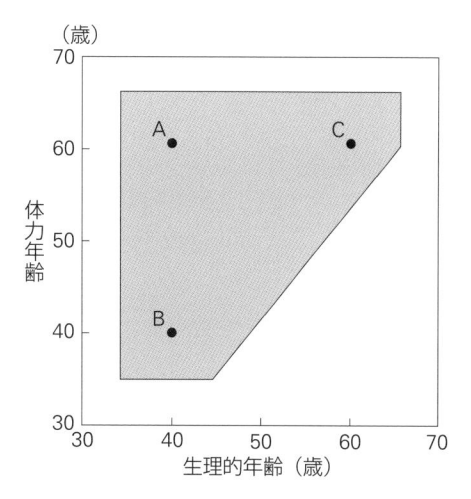

図28 体力および生理的年齢に基づく生物学的活力の評価（中村，2004より）
A，B，Cの暦年齢はともに50歳である．3人の中で生物学的活力はBがもっとも優れ，Cはもっとも劣る．

（5）生物学的活力の推定

　活力年齢は，単に病気をしないとか，からだが老化していないというだけでなく，身体の作業能が大きく日常の活動に余裕をもって当たることができるという意味が含まれた老化の総合指標とみなされる．したがって，活力年齢を推定するに当たっては，形態や生理的諸機能の検査値のみでなく，体力や身体的作業能を測定項目に加える必要がある．問題は，これらの特徴をどのような形で測定し，評価するかという点にある．著者らは，この問題を解決するため，すでに開発した"体力年齢"と"生理的年齢"の推定式を用いて，推定された個人の体力年齢と生理的年齢を総合的に評価することによって，生物学的活力の程度を推定することを試みた．図28は，生物学的活力を示したもので，例として同年齢（50歳）である3名（A，B，C）の体力年齢と生理的年齢を求め，X軸に生理的年齢を，Y軸に体力年齢をとった二次元空間にプロットしたものである．A，Bとも生理的年齢は40歳で，暦年齢と較べ10歳若い．しかしAの体力年齢は60歳で，暦年齢と較べ10歳老けている．これに反して，Bの体力年齢は40歳で10歳も暦年齢と較べて若い．この例では，Bの方が生物学的活力は高いとみなされる．Cは生理的年齢，体力年齢とも，暦年齢と較べ10歳老けており生物学的活力が低い典型的な例である．

2．集団の健康度

世界保健機構（WHO）は，一国の健康水準を示す指標として，①50歳以上死亡割合，②平均余命，③粗死亡率，の3つの指標をあげている．これらの指標は，国際的比較が可能であり，経時的な追跡が可能である．

集団の健康状態を知るうえで信頼性が高い指標は，死亡を基にした「死亡率」「乳児死亡率」「50歳以上死亡割合」「平均寿命」等が，疾病への罹患や自覚症状を基にした「罹患率」「有病率」「受療率」等があげられる．表7は，集団の健康状態を表す代表的な指標である．

表7　おもな健康指標

指　標	定　義	備　考
（粗）死亡率	一定期間（通常1年間）の死亡者数の単位人口（人口千対）に対する割合 ［（年間死亡数÷人口）×1,000］	年齢構成の異なる集団間の比較ができない．
訂正死亡率	集団の年齢構成を，基準となる人口集団のものに補正した場合の死亡率（年齢調整死亡率ともいう）	年齢構成の異なる集団間の比較ができる．
PMR (Propotional Motality Ratio)	全死亡に占める50歳以上の死亡の割合 ［（50歳以上の死亡数÷全死亡数）×100］	年齢別死亡数がわかれば求められるので，各国間の比較が容易にである．
平均余命 （平均寿命）	x歳ちょうどの者のその後の生存年数の期待値（特に0歳の平均余命を平均寿命という）	その集団の総合的な健康水準の指標となる．
罹患率	一定期間内に新たに発生した患者数の単位人口（通常人口10万対）に対する割合 ［（ある期間の新患者数÷人口）×100,000］	疾病の発生状況を直接あらわす．感染症，食中毒統計などに用いられる．
有病率	ある時期（時点）における疾病を有する者の単位人口（通常人口千対）に対する割合 ［（ある期間の新患者数÷人口）×1,000］	「有病率＝罹患率×罹病期間」の関係がある．

5章 健康増進のための方法論
―健康の三要素＜栄養・運動・休養＞―

　日本を除くと，100歳を越える超高齢者の多くは，世界の山岳地帯，たとえばエクアドルのアンデス山系のビルカバンバ，チベットのフンザ，旧ソ連のグルジア共和国のアブハジアのような場所に住んでいる．「なぜこれらの人が，元気に毎日の生活を送り，長命なのか」．その秘密を探る興味にそそられて多くの科学者が村に出かけていき調査を行った．その結果，これらの地方に住む人々は，毎日起伏の多い山の斜面を数km馬に乗ったり歩いたりして農場へ行って仕事をしたり，牧場で牛や馬，羊の見張り番を行っているため，運動量が非常に多いということが次第にわかってきた．しかも，運動量の多い割には低エネルギー食に甘んじていること，特に，動物性脂肪と炭水化物の摂取が少なくて，新鮮な野菜と果物を一年中消費するという高ビタミン食を取っていることがあげられる．そして，適当な量のワインを常飲し，リラックスして生活を楽しむ方法を身につけているということが明らかにされてきた．つまり，世界の山岳地帯に住む高齢者たちは，誰に教えられるともなく，健康の三要素といわれる栄養・運動・休養のバランスをよく考えた生活を実践しているということである．

　現代の複雑な社会では，この三要素を正常に保った状態で生活することは難しいと思われる．しかし，バランスのとれた正しい食習慣，自分に適した運動の実践，そして適度な心とからだの休養を心がけることは必要不可欠である．これらの配慮なしには，健康で長生きすることは不可能である．

1．健康と栄養

　人間は生きるため，食物から得た栄養物を呼吸で得た酸素によって燃やしてエネルギーを作り，そのエネルギーを用いて運動を行い，からだに必要な構成物を作り，そして不要になった物を排泄するという物質代謝を営んでいる．食べ物は命の糧であり，健康を左右する一番

表8 栄養素とその過不足による健康障害の関係（中村と藤木，1985より）

	栄養素		過不足	健康障害
3大栄養素	● たんぱく質	細胞のおもな成分であり，からだの筋肉や骨や血液をつくる働きをする．	不足	体力減退，やせ，貧血，老化促進，手足の冷感，むくみ，消化機能低下
			過剰	高尿酸血症，痛風
	● 糖質	エネルギー源として力や体温のもととなる．余分なエネルギーは脂肪となって蓄積され，肥満の原因となる．	不足	体力不足，ケトン症，脱力感
			過剰	肥満，高脂血症
	● 脂肪	糖質同様にエネルギー源になるが，糖質やたんぱく質の2倍以上のエネルギーを出す．エネルギー源として利用されたあと，皮下組織や臓器の周囲に体脂肪として貯えられ，内臓の保温や体温を一定に保つ働きをする．	不足	発達障害，全身倦怠感，貧血，食欲不振，皮膚の光沢・潤い，弾力性の喪失
			過剰	糖尿病，動脈硬化，高脂血症，胆石，脂肪肝
微量栄養素	● ビタミン	微量で，たんぱく質や糖質，脂肪等が分解するとき円滑にいくように調節する働きをする．車にたとえると潤滑油に当たる．	不足	ビタミンA：感染症，夜盲症 ビタミンB：脚気，成長障害，皮膚炎，貧血 ビタミンC：壊血病，抵抗力減退 ビタミンD：くる病
	● ミネラル	生体機能の調節や骨，歯，血液等の組織やビタミン，ホルモン，酵素等体内の調節的な物質の構成成分で，からだの調子をよくし，病気を防ぐ働きをする．	不足	カルシウム・リン：骨がもろくなる
			過剰	ナトリウム：高血圧

大きな要因である．健康を保持・増進するためには，どのようなものを，どれくらい，どう摂るかについての知識を必要とする．

1）栄養素

栄養素とはわれわれが生命を保ち，からだを動かすために外部から取り入れる物質で，たんぱく質，脂肪，糖質，ビタミン，ミネラルに分類できる．これを5大栄養素という．またこのうち，たんぱく質，糖質，脂肪を3大栄養素と，ビタミン，ミネラルを微量栄養素と呼ぶことがある．さらに，水を含めて6大栄養素ということもある．これら栄養素の働きとその過不足による栄養障害の関係を要約すると表8のようになる．

2）6つの基礎食品群

食事の摂り方は，個人の好み，健康状態および身体活動の程度等に

よって異なるが，少なくとも，水を除く5種の栄養素から，食品はバランスを考え，適量を正しく摂ることが重要である．次に示す6つの基礎食品群とは，栄養面で同じような働きをするものをグループにまとめたものである．1回の食事で，各食品群からそれぞれ1, 2品ずつ選択すれば必要量を満たすことができる．

(1) 1類（魚，肉，卵，大豆）

骨や筋肉等をつくり，エネルギー源として働く．良質たんぱく質，ビタミン A, B_1, B_2, 鉄，カルシウムの供給源となる．

(2) 2類（牛乳，乳製品，骨ごと食べられる魚）

骨・歯をつくり，からだの各機能を調節する働きがある．良質のたんぱく質，ビタミン B_2 等を含む．さらにカルシウムの供給源でもある．

(3) 3類（緑黄色野菜）

皮膚・粘膜の保護，からだの各機能を調節する働きがある．ビタミン A のもとになる．

(4) 4類（その他の野菜，果物）

各機能を調節する働きがある．主としてビタミン C, カリウム，食物繊維の供給源となる．

(5) 5類（米，パン，めん，いも）

からだの各機能を調節し，エネルギー源となる．イモ類には，糖質のほかにビタミン B_1, C 等も比較的多く含まれている．

(6) 6類（油脂）

脂質を多く含み，エネルギーとなる．

3）日本人の食事摂取基準

厚生労働省は「日本人の食事摂取基準（2005年版）」（平成17年度から平成21年度の5年間に使用）を，第6次改定日本人の栄養所要量に引き続いて，食事摂取基準として策定した．この基準は，国民がからだを十分に発育させ，健康の保持・増進のために，どのような栄養素を，どれだけ摂取したらよいかを性，年齢，生活活動強度，妊婦，授乳婦等を考慮して，1日当たりの数値を示したものである．しかし，"真"の望ましい摂取量の測定は非常に困難であることから，新たに確率論的な考え方を導入している．ここでは，エネルギーの食事摂取基準：推定エネルギー必要量（表9），たんぱく質の食事摂取基準（表10），脂質の食事摂取基準（表11），ビタミンの食事摂取基準（表12），ミネラル，微量元素，電解質の食事摂取基準（表13）についてのみ示す．

表9 エネルギーの食事摂取基準：推定エネルギー必要量（kcal/日）

身体活動レベル	男性			女性		
	I	II	III	I	II	III
0～5（月）母乳栄養児	—	600	—	—	550	—
人口乳栄養児	—	650	—	—	600	—
6～11（月）	—	700	—	—	650	—
1～2（歳）	—	1,050	—	—	950	—
3～5（歳）	—	1,400	—	—	1,250	—
6～7（歳）	—	1,650	—	—	1,450	—
8～9（歳）	—	1,950	2,200	—	1,800	2,000
10～11（歳）	—	2,300	2,550	—	2,150	2,400
12～14（歳）	2,350	2,650	2,950	2,050	2,300	2,600
15～17（歳）	2,350	2,750	3,150	1,900	2,200	2,550
18～29（歳）	2,300	2,650	3,050	1,750	2,050	2,350
30～49（歳）	2,250	2,650	3,050	1,700	2,000	2,300
50～69（歳）	2,050	2,400	2,750	1,650	1,950	2,200
70以上（歳）	1,600	1,850	2,100	1,350	1,550	1,750
妊婦　初期（付加量）				+50	+50	+50
妊婦　中期（付加量）				+250	+250	+250
妊婦　末期（付加量）				+500	+500	+500
授乳婦（付加量）				+450	+450	+450

注）：成人では，推定エネルギー必要量＝基礎代謝量（kcal/日）×身体活動レベルとして算定した．18～69歳では，身体活動レベルはそれぞれI＝1.50，II＝1.75，III＝2.00としたが，70歳以上では，それぞれI＝1.30，II＝1.50，III＝1.70とした．50～69歳と70歳以上で推定エネルギー必要量に乖離があるようにみえるのはこの理由によるところが大きい．（厚生労働省「日本人の食事摂取基準（2005年版）」より）

表10 たんぱく質の食事摂取基準

年齢	男性				女性			
	推定平均必要量（g/日）	推奨量（g/日）	目安量（g/日）	目標量（%エネルギー）※	推定平均必要量（g/日）	推奨量（g/日）	目安量（g/日）	目標量（%エネルギー）※
0～5（月）母乳栄養児	—	—	10	—	—	—	10	—
人口乳栄養児	—	—	15	—	—	—	15	—
6～11（月）母乳栄養児	—	—	15	—	—	—	15	—
人口乳栄養児	—	—	20	—	—	—	20	—
1～2（歳）	15	20	—	—	15	20	—	—
3～5（歳）	20	25	—	—	20	25	—	—
6～7（歳）	30	35	—	—	25	30	—	—
8～9（歳）	30	40	—	—	30	40	—	—
10～11（歳）	40	50	—	—	40	50	—	—
12～14（歳）	50	60	—	—	45	55	—	—
15～17（歳）	50	65	—	—	40	50	—	—
18～29（歳）	50	60	—	20未満	40	50	—	20未満
30～49（歳）	50	60	—	20未満	40	50	—	20未満
50～69（歳）	50	60	—	20未満	40	50	—	20未満
70以上（歳）	50	60	—	25未満	40	50	—	25未満
妊婦（付加量）					+8	+10	—	—
授乳婦（付加量）					+15	+20	—	—

※：目標量（上限）は，たんぱく質エネルギー比率（%）として策定された．
（厚生労働省「日本人の食事摂取基準（2005年版）」より）

表11 総脂質の食事摂取基準

年齢	男性		女性	
	目安量	目標量	目安量	目標量
0〜5(月)	50	—	50	—
6〜11(月)	40	—	40	—
1〜17(歳)	—	20以上30未満	—	20以上30未満
18〜29(歳)	—	20以上30未満	—	20以上30未満
30〜49(歳)	—	20以上25未満	—	20以上25未満
50〜69(歳)	—	20以上25未満	—	20以上25未満
70以上(歳)	—	15以上25未満	—	15以上25未満
妊婦			—	20以上30未満
授乳婦			—	20以上30未満

注):総脂質,総脂質の総エネルギーに占める割合を脂肪エネルギー比率(%エネルギー)という.
(厚生労働省「日本人の食事摂取基準(2005年版)」より)

表12 ビタミンの食事摂取基準 (30〜49歳の場合)

		推奨量		上限量	
		男性	女性	男性	女性
脂溶性	ビタミンA(μgRE/日)	750	600	3,000	
	ビタミンD(μg/日)	5※		50	
	ビタミンE(mg/日)	8※		800	700
	ビタミンK(μg/日)	75※	85※	—	
水溶性	ビタミンB_1(mg/日)	1.4	1.1	—	
	ビタミンB_2(mg/日)	1.6	1.2	—	
	ナイアシン(mgNE/日)	15	12	300	
	ビタミンB_6(mg/日)	1.4	1.2	60	
	葉酸(μg/日)	240		1,000	
	ビタミンB_{12}(mg/日)	2.4		—	
	ビオチン(μg/日)	45※		—	
	パントテン酸(mg/日)	6※	5※		
	ビタミンC(mg/日)	100			

RE:レチノール当量,NE:ナイアシン当量,※:目安量
(厚生労働省「日本人の食事摂取基準(2005年版)」より)

表13 ミネラル,微量元素,電解質の食事摂取基準 (30〜49歳の場合)

	推奨量		上限量	
	男性	女性	男性	女性
カルシウム(mg/日)	650※1	600※1	2,300	
鉄(mg/日)	7.5	10.5※2	55	40
リン(mg/日)	1,050※1	900※1	3,500	
マグネシウム(mg/日)	370	280	—	
カリウム(mg/日)	2,000※1	1,600※1	—	
銅(mg/日)	0.8	0.7	10	
ヨウ素(μg/日)	150		3,000	
マンガン(mg/日)	4.0※1	3.5※1	11	
セレン(μg/日)	35	25	450	350
亜鉛(mg/日)	9	7	30	
クロム(μg/日)	40	30	—	
モリブデン(μg/日)	25	20	320	250

※1:目安量,※2:月経あり
(厚生労働省「日本人の食事摂取基準(2005年版)」より)

表 14　運動のエネルギー消費量

運動の種類	1分当たりの エネルギー消費量(kcal)	300kcal消費するのに 必要な時間(分)
・ウォーキング		
散　歩（45m/分）	2.7	111
普通の速さ（75m/分）	3.3	91
急ぎ足（95m/分）	4.7	64
・ジョギング（140m/分）	8.3	36
ジョギング（160m/分）	9.8	31
・サイクリング（20km/時）	6.2	48
・階段昇り	7.8	38
・水　泳 　（平泳ぎ，背泳ぎ，クロールでゆっくり30分以上継続して泳げる速さ）	9.3	32

注）：標準的な体重（60kg）の男性を基準に計算してある．体重が60kgでない場合は，表の値を体重によって補正する必要がある．
（橋本　勲「基礎・運動栄養学」日本エアロビックフィットネス協会，1989より）

4）日常行うことができる運動のエネルギー消費量

　運動は健康を保持・増進するうえで非常に役立つものであるが，中高年者では，運動強度を間違えると危険な場合もある．また，自分に適した種目がなかなかみつからない場合が多い．そこで，1人で手軽にでき，運動強度の調節が自分でできるウォーキング，ジョギング，サイクリング，水泳についてのみエネルギー消費量を示す．表14は，これらの運動のエネルギー消費量を1分当たりについて，さらに300kcal消費するのに必要な時間を示したものである．

　ウォーキングを例にとると，体重60kgの人の場合，普通の速さ（75m/分）で歩くと，1分当たり3.3kcalを消費する．その速度で30分間（距離にすると75m×30分＝2.25km）歩くと，99kcal（3.3kcal×30分）を消費することになる．したがって，300kcal消費するのに必要な時間は（300kcal÷3.3kcal＝91）約91分となる．

2．肥満とその予防

　肥満の最大の問題は，肥満に合併する病気，特に生活習慣病を引き起こす点にある．中年者によくみられる高血圧，糖尿病，高脂血症等は代表的な疾患で，将来，心筋梗塞や脳卒中に発展する危険をもつ．長寿で，健やかな人生を送るためには，肥満の予防に心がけることが大切である．

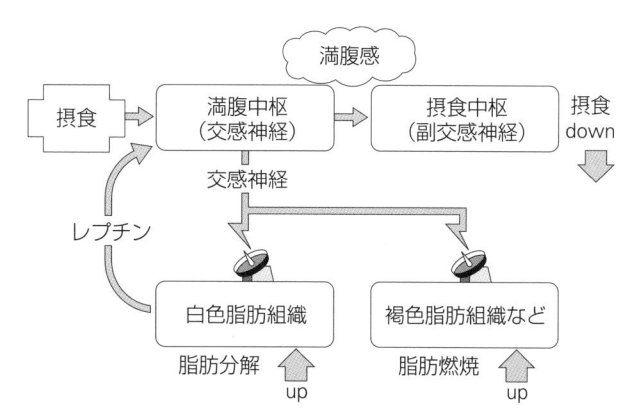

図29 体重調節における肥満遺伝子レプチンや自律神経の役割（森谷，2001より）

1）肥満とは

　なぜ肥満になるかというと，食事としてとる栄養素の摂取エネルギーが，消費されるエネルギーを上回って，それが脂肪に変化して体内に蓄積されるからである．しかしその原因は，そう簡単に説明できるものではない．肥満は単純性肥満と肥満をもたらす基礎疾患を伴う症候性肥満に大きく分けられる．症候性肥満に関しては，基礎疾患を治療することによって改善が認められるが，単純性肥満については，種々の要因が複合的に関与するため，その予防はそう簡単ではない．原因としては，まず過食（食べすぎ）があげられる．次いで，食欲増進を制限する視床下部にある満腹中枢に異常がある場合が考えられる．さらに，脂肪代謝の障害で組織の脂肪の分解能力が低下した場合には，遺伝や体質等の因子が考えられる．

　最近のマウスを用いた肥満遺伝子の研究から，自律神経が体重調節に重要な役割を果たしていることがわかってきた．白色脂肪細胞に脂肪が溜まってくると，脂肪細胞自身から肥満遺伝子産物であるレプチンというホルモンが分泌され，それが脳の視床下部にある満腹中枢に伝えられる．その結果，食欲を抑制するとともに交感神経を活性化する．交感神経は白色脂肪細胞において脂肪分解を促進し，褐色脂肪細胞においては，分解・生成された脂肪酸が細胞内の特殊たんぱく質，いわゆる脱共役たんぱくと結合して酸化され，熱として発散される．こうした総合的な働きかけがあることがわかってきた（図29）．しかし，ヒトの成人においては，褐色脂肪細胞は非常に少ないため，この可能性は未だ実験的に証明されていない．近い将来明らかになると思われる．

　このようにして，われわれのからだは肥満遺伝子レプチンと自律

神経，褐色脂肪細胞，脱共役たんぱく等の働きで食欲を減らし，脂肪を分解し，肥満を防ぎ，体重が何時も一定になるように調節されている．

2）肥満の判定
（1）BMI（Body Mass Index）による肥満の判定

われわれのからだは，通常約60％を占める活性組織（内臓や筋肉）と，エネルギーを貯蔵するための脂肪組織で構成されている．成人の場合，体脂肪の平均は体重の15～25％ある．肥満とは，脂肪組織が過剰に蓄積した状態を意味する．したがって，肥満の判定には「体脂肪率」を測る必要がある．最近は家庭の体重計でも，生体電気インピーダンス法を利用して体脂肪率を測る便利なものがある．しかし，値が，運動，脱水，飲食によって変動したり，やせの脂肪率を多めに，肥満の脂肪率を少なめに算定する傾向がある（片岡，2001）．

肥満の簡便な判定法としては，身長と体重によって計算された体格指数を用いることが多い．従来，標準体重を100としたときに，それを超える体重分を％で表して肥満として診断してきた．わが国でよく用いられてきた標準体重の計算式はブローカーの指数を日本人向けに修正した次式（桂の変法）である．

〔身長（cm）－100〕×0.9＝標準体重（kg）

したがって，肥満度の計算の仕方は，次式のようになる．

（〔現在の体重－標準体重〕÷標準体重）×100＝肥満度（％）

計算された値が，男女とも20％以上になると肥満体とみなされる．しかし，残念ながらこの数値は国際的に承認されたものではない．

近年，先進国では，肥満の程度を表す数値として，BMI（Body Mass Index：ボディ・マス・インデックス）が用いられている．BMIは次式で計算される．

BMI＝体重（kg）÷身長（m）^{2}

日本肥満学会では，BMIが22になる体重を標準体重としている．この根拠はBMIが22のときが肥満に基づく合併症（糖尿病，高血圧，虚血性心疾患，脳血管疾患等）がもっとも少なく，また，平均余命がもっとも長いという事実に基づいている．そして，標準体重の22を20％（26.4）上回る値を肥満と診断している．**表15**は，BMIの計算の具体例と診断の基準を示したものである．しかし，スポーツ選手の場合，筋肉質のためにBMIが高めに計算される場合がある．体重が重くても筋肉質であれば肥満ではないので，BMIだけでは一概に判断できない．肥満の判定には，体脂肪率と併せて判断する必要がある．

表 15　BMI の求め方と判定基準

例）：A さん，身長 170cm，体重 65kg

- BMI の求め方

  体重 (kg) ÷ 身長 (m)² ··· 式 (1)

  式 (1) より A さんの BMI は，
  65 ÷ (1.70 × 1.70) = 22.49　となる．

- 肥満の判定基準（日本肥満学会による）

  18.5 未満　　　　　「低体重」
  18.5～25.0 未満　　「正常」
  25.0～30.0 未満　　「肥満 1 度」
  30.0～35.0 未満　　「肥満 2 度」
  35.0～40.0 未満　　「肥満 3 度」
  40.0～　　　　　　「肥満 4 度」

  肥満 1 度から肥満 4 度に進むにつれ疾患のリスクは高くなる．
  BMI が 22 であれば標準体重（罹病率最低）であるので，
  A さんの場合は，
  　1.7 × 1.7 × 22 = 63.58kg　となる．

- 肥満度（%）と求め方

  －10% 以上　　　　　　「やせ」
  －10%～＋10% 未満　　「普通」
  ＋10%～＋20% 未満　　「やや肥満」
  ＋20% 以上　　　　　　「肥満」

  （実測体重 (kg) －標準体重 (kg)）÷ 標準体重 (kg) × 100 …… 式 (2)
  式 (2) より A さん肥満度は，
  　(65 － 63.58) ÷ 63.58 × 100 = 2.23%（普通）　となる．

（2）皮脂厚法による肥満の判定

体脂肪率の簡便な測定法のひとつに皮下脂肪の厚さをキャリパーで計測して推定する方法がある．この方法は，検者の熟練を要するが，世界各国で広く用いられている．1994 年までは厚生省が毎年行う国民栄養調査の肥満の判定に用いてきた．

皮脂厚測定部位としては，一般的には上腕背側部と肩甲骨下角部の 2 カ所を計測する．そして，長嶺（1972）によって開発された回帰式に代入して体密度を求める．さらに，その値を Brozek らの体脂肪率算出式に代入し，各人の体脂肪率を求める．

長嶺による成人男女の体密度を予測する回帰式：

男性　$D = 1.0913 - 0.00116 \times X$

女性　$D = 1.0897 - 0.00133 \times X$

D：体密度，X：皮下脂肪厚（上腕背側部＋肩甲骨下角部，mm）

Brozek らの体脂肪率算出式：

$F = (4.570 \div D) - 4.142 \times 100$

F：体脂肪率

体脂肪率（F）が20％以上になると「軽度の肥満」，25％以上になると「肥満」，30％以上になると「極度の肥満」と判定される．

3）肥満の予防

肥満の予防には，特別な病気の場合を除けば，摂食と運動が中心となる．理論としては非常に簡単であるが，実施するとなると非常に大変である．日頃より食べ過ぎに注意し，運動をよく行い，肥満にならないようにし，自分の体重を標準体重の範囲内に保つことが大切である．運動とダイエットの方法について述べるべきであるが，ここではダイエットについてのみ述べる．運動については，別の項で健康づくりの運動について述べる（p56）．ただし，肥満の予防に，なぜ運動が必要であるのかの理解を深めてもらうために，運動不足と肥満の関係については，この項で触れておくことにする．

（1）運動不足と肥満の関係

現代人の多くは機械文明の発達により身体活動が減り，運動不足に陥っている．運動不足は消費エネルギーを減らすだけでなく，貯蔵エネルギーが増加するように代謝状態を変化させる点に問題をもつ．運動不足状態になるとインスリンの血糖降下作用が低下するため，それを補おうとしてインスリン分泌が高まる．いわゆるインスリン感受性が低下する．その結果，インスリンの抵抗性が増大する．インスリンの働きには，血糖を下げる作用，摂食量の増加，肝臓・脂肪組織での脂肪合成の促進，血液中の脂肪を脂肪組織へ取り込むのを促進する，等の働きがある．運動不足によるインスリン抵抗性の増大は脂肪を溜め込むような代謝状態になる．したがって，運動不足は，結果として肥満を引き起こすことになる．加えて，運動不足状態では筋肉量の減少が起こり，基礎代謝が低下する．筋肉の少ない人では，糖質や脂肪を消費する割合が低下するので余剰エネルギーを蓄積しやすい状態になる．さらに，基礎代謝が低下すると，一層，貯蔵エネルギーを蓄積しやすい状態になる．

（2）ダイエット

蒲原（1998）は，食事療法と抗肥満薬を服用する前に，個人がなすべきこととして，次のダイエット10カ条の勧めをといている．

① 脂肪摂食を控えめに：高脂肪食は熱産生が低く，レプチン抵抗性を引き起こし，満腹感が得にくい．
② まず野菜から食べる：エネルギーの少ない野菜を先に胃にとりこみ，胃壁を伸展することにより，食欲を抑える．
③ よく噛んで食べる：よく噛むという行為は，三叉神経を介して中枢に伝達され満腹感を促進する．

④ 夕食は軽くすます：就寝前3時間以内に摂取した食べ物は，それ以前に摂取したものと比較して，脂肪に転換されやすい．夜食は避けた方がよい．
⑤ 食事は，副食を中心にしてごはんを残す：ごはんは口の中でよく噛むと，唾液の作用でデンプンが一部，糖質に変化する．肥満に繋がりやすい糖質の摂取を避けて，消化に時間のかかる野菜や果物等の複合炭水化物を摂ることが望まれる．
⑥ 食物繊維を多くとる：食物繊維は，消化しにくく低エネルギーである．また，食後の急激な血糖上昇を防ぐ作用がある．
⑦ 運動して痩せようとしない：運動すれば，食欲が亢進するので逆効果となる．痩せるためには，運動するより間食を減らすことが重要である．
⑧ できるだけ歩く：20分以上の早歩きを行う．1日に300kcal程度の運動が必要とされるが，これはおよそ1万歩の歩行に相当する．
⑨ 食べなければ，かならず痩せる：摂取エネルギーを制限すれば，必ず痩せる．
⑩ ベジタリアンになる：食事内容を改善するなら，オボラクト・ベジタリアン・ダイエットが一番であると思われる．肉類は食べないが，卵，牛乳，チーズ等の乳製品，魚類は食べる．

　われわれは⑦の説明については少し疑問点をもつ．「運動すれば，食欲が亢進するので逆効果となる」これは正しいのであろうか．少し疑問に感じる．運動を行うとストレスが発散されるので，精神的にリラックスした気分になる．その雰囲気が食欲を助長するかもしれない．しかし，「運動するとお腹がへり，その反動でかえって食べ過ぎる」という点については，根拠は何もない．

　運動中は，交感神経が緊張し，からだは"戦闘態勢"にはいり，食欲や消化吸収の働きは後回しになる．反対に，運動を何もしていないからだが休んでいる状態においては，副交感神経が緊張した状態にあるので，食欲を増進させ食べ物の消化吸収を助けるという状態になる．このような事実から考えると，適度な運動は，むしろ食欲を抑える働きをもつのでないかと考えられる．しかし，この問題については未解決の点があるので，今後の検討を要する．

3．健康と運動

1) 運動不足と病気

あらゆる点で「人類」と呼べるアルファ猿人が，この世に出現したのは今からおよそ250万年前といわれている．その長い歴史のうち，99％以上は採集狩猟時代であったといわれている．したがって，これまでに地球に生存した人類の大多数は，野山を駆け回り，果実や草木を採集し，穴居性小動物を捕らえるような生活を送っていたと想像される（図30）．人間のからだは，このような採集狩猟時代の生活に適応するように作られ育まれてきた．ところが，人間は本来，活動するように作られた生物であるということを忘れてしまって，身体活動が不必要な社会，いわゆる機械文明の世の中を形成してしまった．その結果，現代人の多くは運動不足に陥り，それが原因とみなされる多くの健康障害を引き起こすようになった．

近年の国民栄調査の結果によると，30分程度の運動を週2回以上実施し，かつ1年以上継続している運動習慣者は，男性で32％，女性で28％である．特に働き盛りの50歳までの中年者が，男女とも20％前後で非常に少ないことがわかる（図31）．

では運動不足に陥るとどんな病気に罹りやすくなるのであろうか．この種の関連文献を要約すると，以下の6つの疾病障害があげられる．

① 冠状動脈の硬化による虚血性心疾患（狭心症，心筋梗塞）
② 脊柱支持筋の弱化（腰痛症，背痛）と筋緊張症（静的局所作業あ

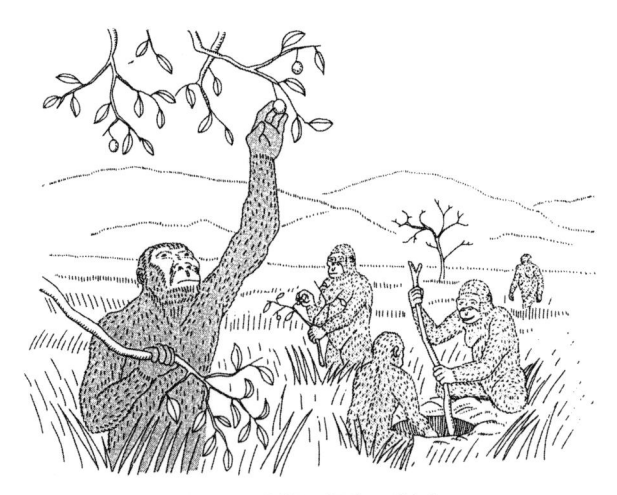

図30　人類の祖先の生活
ヒトは活動的な動物である（中村榮太郎，藤木幸雄「肩こり・腰痛のストレッチング」，金原出版，1985より）．

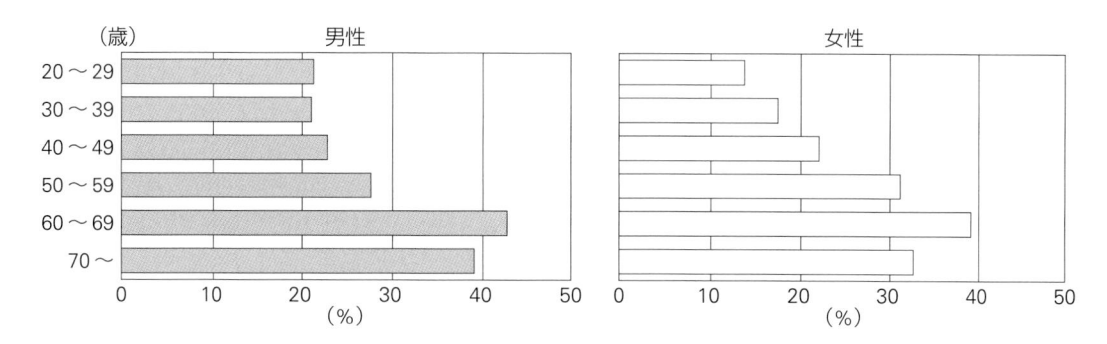

図31 運動習慣者の割合（厚生労働省：「国民栄養調査」2002 より）

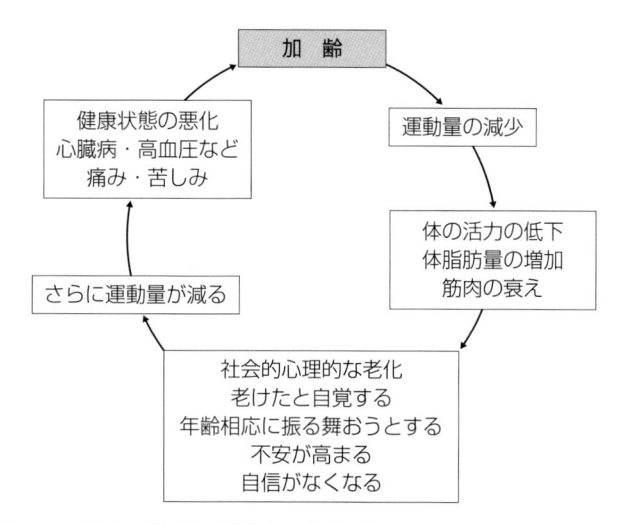

図32 加齢と運動量の減少という悪循環（Berger と Hecht，1989）

　　るいは情緒的緊張によって生じる筋の固縮）
③ コレステロール等の脂質の沈着による血管の硬化（動脈硬化症，高脂血症）
④ 運動と栄養のアンバランスから生じる肥満と糖尿病
⑤ 器官機能の衰退による早期の老化
⑥ 情緒の不安定

　いうまでもなく，これらは先進国の問題であって，発展途上国では運動の必要性は問題でない．自然界に生きて，自然食を食べ，自然との生活を営んでいるアフリカのマサイ族には運動不足病や生活習慣病というものは存在しない．

　では，なぜ運動不足になると老化現象が現れるのであろうか．図32 は，加齢と運動量の減少という悪循環を示したものである．一般に，中高年者では，加齢とともに運動量は減少する．これは老化現象によってからだの予備力が減少し，活動意欲が次第になくなるから

である．特に，高齢者の場合，この現象は顕著となる．加齢は，からだ全体を動かすことを減らす．この運動量の減少は，体脂肪量を増やし，筋肉を弱らせ，活力を低下させる．そうすると，からだの活力のこのような低下は，老いを感じさせ，年齢にふさわしい行動をとらせる．そして不安をつのらせ，自信をなくさせる．このような社会心理的な加齢は，ますます日常生活での運動量の低下に拍車をかける．そして，心臓病，高血圧，各種の痛みといったからだの異常に繋がっていく．したがって，中高年者では，加齢による運動量の減少を防ぐことが重要である．つまり，日々の生活の中に運動習慣を形成することが大切である．

2）ハーバード大学卒業生の運動と死亡率に関する追跡調査

近年，運動の価値を確証した研究としてPaffenbargerら（1993）の研究をあげることができる．彼らは，ハーバード大学の卒業生約10,269人を対象に1977〜1985年まで運動と健康状態や死亡率との関係を調べ，興味ある結果を得た．表16は，8年間の追跡調査中に死亡した476名を対象に調べた各種の身体活動と寿命との関係を示す．この表から，1週間に4.8km以下しか歩かない人に比べて，14.4km以上歩く人は，死亡危険率が22％低くなっている．階段の昇り数が20回（この研究では20段の昇りを1回とカウントする）以下の人に比べ55回以上昇る人は，33％も低くなっている．また，適度に活発なスポーツやレクリエーションをする人は，何もしない人に比べて死亡率が27％低くなっている．このように，適度な運動は明らかに死亡率を下げる効果を発揮することがわかる．また，Paffenbargerらは，運動は生涯を通して規則的に行うことが大事で，ある一時期だけの激しい運動は，むしろ健康にとってマイナスとなると指摘している．大学時代に運動部で活躍した選手が卒業後も適度の運動を続ければ，大学時代から今日までまったく運動をしない人に比べ，心臓病に罹る率が50％低くなる．しかし，彼らといえども卒業後まったく運動しないと，大学時代から卒業後を通じてまったく運動しない人と同じ率で心臓病に罹るといえる．すなわち，大学時代に鍛えた体力も，規則的な運動習慣なしには持続できないということを物語っている．

3）ベッドレストの実験

近年，高齢者の転倒骨折による長期入院患者が増えてきた．朝から晩まで1日中寝たきり（いわゆるベッドレスト）でいると，からだにどのような変化が起こるのかを明らかにすることは，臨床医学上，非常に重要な問題である．また，宇宙旅行では，長期間カプセル内の無

表16 身体活動の寿命への影響（Paffenbargerら，1993）

身体活動の内容 （週当たり）	頻度 （％）	死亡数 （人）	死亡数 （1万人対）	相対死亡 危険率
● 歩　行				
4.8km未満	25.5	129	58.9	1.00
4.8～14.4km	42.1	189	53.0	0.90
14.4km以上	32.4	140	46.0	0.78
● 階段の昇り数				
20回未満	35.8	217	60.5	1.00
20～54回	48.6	200	48.3	0.80
55回以上	15.6	49	40.7	0.67
● スポーツまたは 　　レクリエーション活動				
な　し	10.9	81	58.6	1.00
軽　度	9.3	103	77.7	1.33
軽度・適度に活発	36.4	149	48.0	0.82
適度に活発	43.4	123	42.6	0.73
● 適度に活発なスポーツ				
な　し	22.9	184	68.0	1.00
1時間未満	18.6	61	46.5	0.68
1～2時間	34.2	93	46.8	0.69
3時間以上	24.3	46	34.0	0.50
● 身体活動指数				
500kcal未満	11.4	101	74.0	1.00
500～1,999kcal	45.2	217	51.7	0.70
2,000～3,499kcal	24.8	98	50.3	0.68
3,500kcal以上	18.4	59	38.6	0.52

重力の場で過ごすことになる．このことが人体に有害であるかどうかを調べる必要がある．宇宙滞在の影響は，地球上における運動不足の影響と類似している．

　Deitrickら（1948）は4人の健康な青年を被験者としてベッドレストの実験を行った．ベッドレストの実験とは，健康者を強制的にベッドに臥床させ，食事もトイレも寝ながら行い運動を完全に禁止する．ベッドレストの期間は，6週間が2名，7週間が2名で，筋肉，骨，呼吸・循環器系，に対する影響を調べた．

　図33は，ベッドレストの筋肉に対する影響をみるため，窒素，硫黄，カリウムの尿中への1日の排泄量を示したものである．窒素や硫黄は筋肉を構成するたんぱく質の主成分である．また，体内のカリウムの大部分は筋細胞の中に存在する（石河，1978）．したがって，計数値は筋肉量の推定値とみなされる．この図から明らかなように，多少個人差はあるが，ベッドレストの期間中窒素，硫黄，カリウムの尿中への1日の排泄量は増加していることがわかる．またベッドレスト

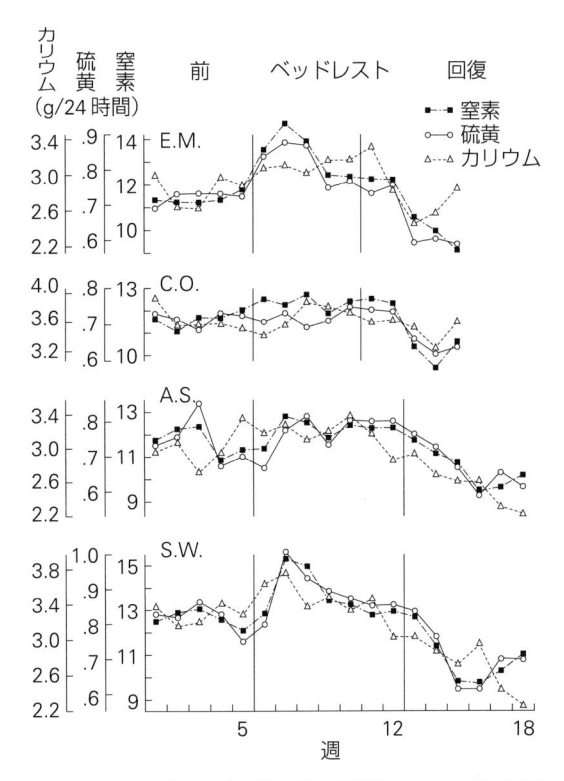

図33　ベッドレストが窒素，硫黄，カリウムの尿中への排泄に与える影響（Deitrickら，1948）

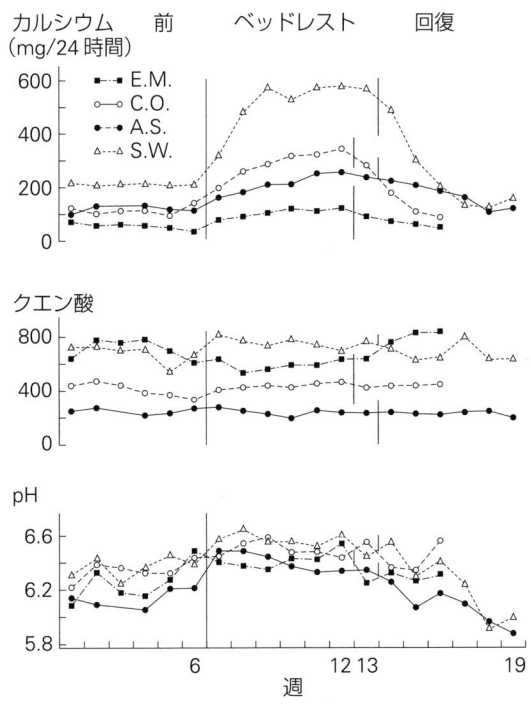

図34　ベッドレストが尿中のカルシウム，クエン酸，pHに与える影響（Deitrickら，1948）

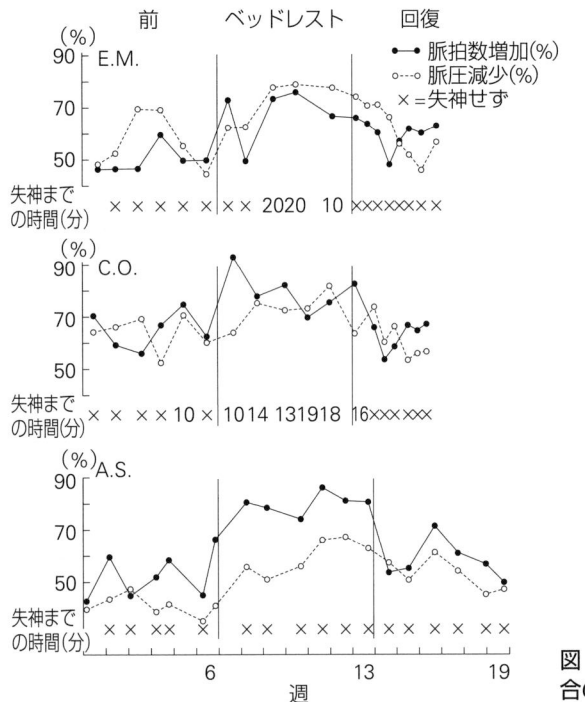

図35　テーブルを65度に傾けて20分保持した場合の脈拍数と脈圧の変化（Deitrickら，1948）

の期間中の窒素出納は，平均53.7gの損失であった．さらに，図示していないが，筋肉中のクレアチンも減少した．このような事実から，からだのたんぱく質，特に筋肉のたんぱく質が体内から失われているということが推察される．そして，その結果，ベッドレストの期間中に身体各部の筋力が低下したことがわかる．上肢の上腕二頭筋の力は6.6％，肩と腕の筋肉を使用する牽引力は8.7％の低下であったが，下肢ではより顕著な低下がみられ，実に，腓腹筋とひらめ筋の力は20.8％低下した．

　このように1カ月半ベッドに臥床し，からだを動かさないでおくと，筋肉の構成成分であるたんぱく質が尿から排泄され，筋萎縮を引き起こすことがわかる．慢性疾患の患者にベッド生活を強要すると，全身，とくに下肢の筋肉が萎縮し，四肢が細くなり，やがて歩けなくなる．

　図34は，ベッドレストの骨に対する影響をみるため，尿中のカルシウムとクエン酸の排泄量およびpHの変化を示したものである．カルシウムは人体を構成する無機成分のうちでもっとも多く，その量は成人男性で1kg近くある．そして，99％はリン酸カルシウム，炭酸カルシウムとなり骨格や歯牙の中に存在する．図から明らかなように，ベッドレストにより尿中のカルシウムは増加する．カルシウムはアルカリ塩類であるので尿中のpHは当然アルカリ性に傾く．クエン酸は体内ではアルカリ性になるが変化はない．図示していないが，カルシウムと同時にリンの排出量も増加している．この結果，ベッドレストによって骨の主成分であるリン酸カルシウムが体外に排泄されたと考えられる．当然，骨はもろくなり，折れやすくなる．

　図35は，ベッドレストの循環機能に対する影響をみるため，起立耐性を示したものである．起立耐性の低下の原因としては次の2つが考えられる．ひとつは心臓の機能低下である．もうひとつは血管運動機能の低下である．この図は，血管運動機能を調べるためにテーブルを65度に傾けて20分保持した場合の脈拍数と脈圧の変化を調べたものである．では，なぜこのような実験をする必要があるのであろうか．

　われわれのからだは立っているときは，重力が作用して血液は下半身に多く流れている．このままの状態にしておくと，脳への血液不足が起こるので，それを防ぐために下半身の血管は収縮し，脳の方へ血液を送る．からだを横にすると，重力の方向はからだの軸と直角方向になって，上半身も下半身も血液の流れやすさは同等になる．もし立っているときと同様に，下半身の血管が収縮し続けると，脳に血液が貯まり過ぎるので，からだを横にしているときは，下半身の血管は

拡張し脳へ送る血液を少なくする．このような血管の働きを血管運動という．ところが長期間ベッドに臥床すると，この機能が低下する．そこで，テーブルを65度に傾けて20分保持する実験を行うと，血管運動機能の低下によって心臓に戻ってくる血液量が減少しているため，逆に心臓から押し出す1回の血液量が減少する．その結果，脈が速くなり，血圧が低下して失神が起こる．同時に，まったく運動せずに，ベッドに臥床した状態を続けると心臓のポンプ作用はどんどん低下する．

Deitrickらのベッドレストの実験から，長期間ベッドに臥床すると，以下の5つのからだの機能低下があげられる．
① 筋肉の萎縮が起こる：筋肉が量的に萎縮するだけでなく，筋力が低下する．特に，下肢の筋力の低下が顕著である．
② 心臓の機能が低下する：心臓の容積の減少，最大酸素摂取能力の減少がみられる．
③ 起立耐性の低下が起こる：これは心臓の機能低下と血管運動機能の低下によって起こる．
④ 尿中のカルシウムの排泄量が増加する：骨軟化症が起こる．
⑤ 血圧調節の機能が低下する．

これらの結果は，「人間のからだは，適度なかたちで使えば発達するが，使わなければ萎縮してしまう」というルーの法則を証明したものに他ならないと考えられる．

4) 健康・体力づくりの運動
(1) 適度な運動とは

運動の継続が心臓病や脳血管障害，糖尿病等の生活習慣病を予防するうえで役立つということがわかってきたが，手段として用いられる運動は，一体どのような運動をいうのであろうか．もちろん健康を維持するための運動としては，激しい運動でなくて，適度な運動の実施が好ましい．しかし，未だ適度な運動の基準が年齢別および体力水準別にはっきりと示されないため，具体的に"適度な運動とは何かを"提言できない状態にある．スポーツ等の運動を日々の生活の中に取り入れ，健康で活力ある形で過ごすためには，この問題をはっきりしておく必要がある．

では「適度な運動とは」どういった運動をいうのであろうか．この問題は観点を変えると，個人個人についての運動処方をどのように決定するかということになる．医師が病気を診断し，個人にあった薬を処方するのと同様に，健康運動指導士も体力を診断し，個人個人に運動の内容を処方する．ところが，運動処方を正しく決定することは

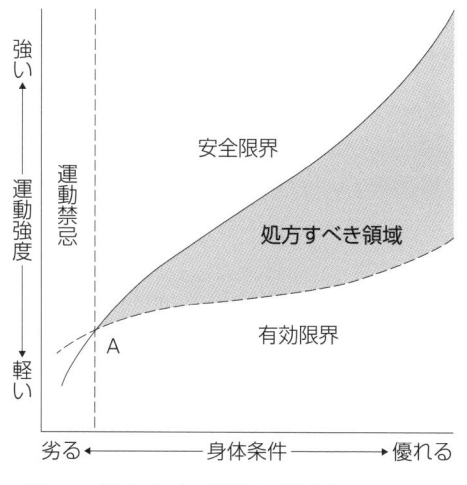

図36 処方すべき運動の領域 (池上, 1982)

非常に困難である．なぜかというと，体力や身体的老化の程度は一人一人異なっているため，その人個人にあった運動の頻度や強度の算出が非常に難しいためである．また，運動の効果は，薬のように特定の臓器や組織に直接効くというものではないため，効果の把握も容易ではない．したがって，多くの運動の目的に沿うように適度な運動を処方することは至難の業といえる．ここでは運動処方の一般的な原則のみを簡単に説明する．

健康のために行う運動は，まず安全で，期待する目的をもっとも効率よく達成できるように運動内容を決める点にある．池上（1982）は，中高年者が安全に運動を行うために身体条件と有効な運動・安全な運動の関係を次のように説明している（図36）．この図では，横軸は身体条件であり，右へいくほど条件は優れている．若くて健康で体力の優れている人は右端近くに位置し，高齢者や体力的にあるいは健康的に劣る人は左のほうに位置していると考えられる．縦軸は運動強度または量であり，上へいくほど強くなる．図中の実線は安全限界である．すなわち，これ以上強い運動を行うと安全上不安があると考えられる限界を示したものである．身体条件の優れた人は安全限界が高く，かなり強い運動でも不安がない．しかし，身体条件の劣る人は安全限界が低く，中程度の運動でも危険性を伴う．点線はこれ以上の運動をすれば健康の保持・増進に効果が十分であろうと考えられる境界線であり，有効限界と呼んでいる．したがって，適度な運動の範囲は，2本の曲線にはさまれた部分になる．運動処方はこの範囲で行うとよい．図の右端に近いような人は，適度な運動の範囲が広いので，どんな運動でも可能である．しかし，左のA点に近い人では適度な運動の範囲が狭く，選択の余地が少ない．A点から左の縦線（点線）を越えると，運動をしてはいけない範囲である．心臓になんらかの障害があり，運動を止められている人，発熱を伴うような病気のある人等が，その例である．

概念として適度な運動の範囲は理解できたが，前述したように，個人の体力水準や年齢，性を考慮して処方箋を書くのは非常に難しい．

（2）運動処方

具体的に運動処方を考える時には，運動を行う人の性，年齢，体力水準，健康状態等を考慮に入れて行わなければならない．しかし，その基本となる仕組みは，**表17**に示す点を考慮して行う．運動量は，

表17　運動処方の原則

```
運動量＝運動強度×持続時間
```
1) 運動の種類：自分にあった運動種目
2) 運動の強さ：最大酸素摂取量の50～70％
3) 運動の時間：30～60分
4) 運動の頻度：週3回以上

運動強度×持続時間で決まる．したがって，運動強度を上げれば運動についやす時間は短くてすむ．しかしその場合，安全限界を越える恐れが生じる．身体条件の劣る人や高齢者の場合には，運動強度を下げ，運動についやす時間を長くした方がよい．

①運動の種類

競技的なスポーツの嫌いな人は，週末や休日を利用して登山やハイキング，魚釣り，キャンプ等の野外の運動種目を行うとよいと考えられる．

重量挙げ，腕立て伏せ，懸垂等の上肢の筋力トレーニングは，努責を伴うため血圧上昇が著しい．そのため，血圧の高い人，心臓に異常のある人には薦められない．

以上のことを考えると，中高年者には，1人で手軽にでき，運動強度の調節が自分でできるジョギング，ランニング，サイクリング，水泳等の運動種目が比較的適していると考えられる．

表18は，種々のスポーツ活動が体力に与える効果を★で示したものである．3段階に分けたが★の数の多いほどその効果が大きいことを示している．

②運動の強さ

運動には有酸素運動（エアロビックな運動）と無酸素運動（アネロビックな運動）の2つがある．からだを動かすのに必要なエネルギー，すなわち筋の収縮に必要なエネルギーは骨格筋中に含まれるアデノシン3リン酸（ATP）の分解によって得られる．このATPが分解する反応は可逆的であって，分解されるとすぐに再合成され次の収縮のエネルギー源となる．そのために，再合成のための仕組みが備わっている．大別すると図37に示すように2つの経路によって供給される．ひとつは酸素の助けを必要とする有酸素過程である．図中では，点線で示された長方形の部分がこれに該当する．もうひとつは酸素の助けを必要としない無酸素過程で，ATP-CP系と乳酸系である．有酸素運動は前者と関係し，運動時に酸素が十分に供給されれば体内のグリコーゲンはクエン酸回路を経由して無害な二酸化炭素と水にまで分解される．体内に老廃物が異常に蓄積することがないので，運動は比較的長く続けることができる．無酸素運動は後者と関係する．運動中に酸素が十分供給されないと，乳酸の分解に手間取り体内に乳酸がしだいに溜まってくる．体内の乳酸が過剰になると，血液のpHが

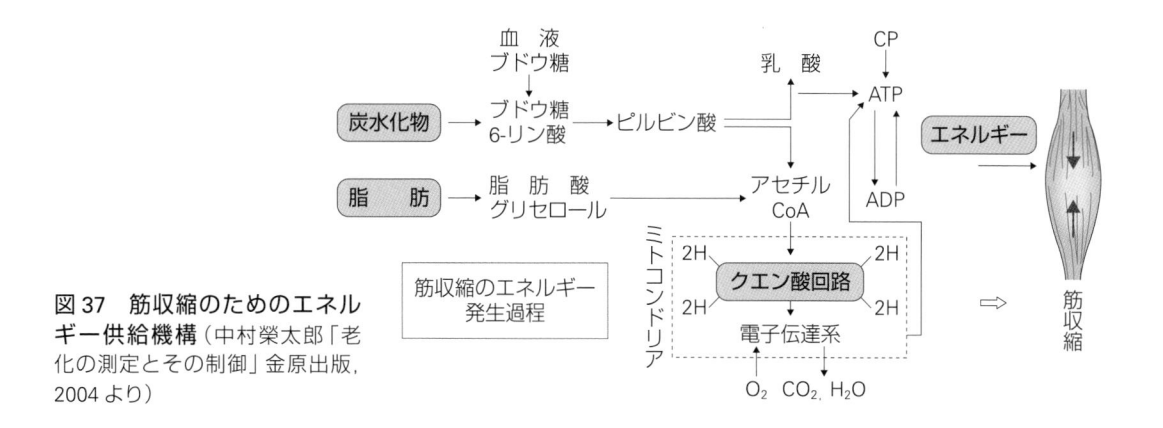

表18 スポーツ活動による体力要素の発達（中村と藤木，1985より）

種目	筋力（ちから）	瞬発力（ばね）	持久力(スタミナ) 筋	持久力(スタミナ) 心肺	柔軟性（やわらかさ）	平衡性（バランス）	巧緻性（たくみさ）	敏捷性（すばやさ）	適応年齢
歩 行			★★	★					全年齢
ジョギング	★		★★	★★★					全年齢
短距離走	★★	★★★	★	★			★	★★	～40
長距離走	★		★★★	★★★					～50
水 泳	★★		★★	★★★			★★	★	全年齢
自 転 車	★	★	★★★	★★		★★	★★	★	全年齢
なわとび			★★	★★			★★		全年齢
腕立て伏せ	★★★		★						全年齢
体 操	★				★★★	★★	★★		全年齢
サーキットトレーニング	★★	★	★	★★	★	★	★	★★	全年齢
けんすい	★★★		★						全年齢
バドミントン		★	★★	★★			★★	★★★	全年齢
テ ニ ス		★	★★	★★			★★	★★	全年齢
バレーボール	★★	★★					★★	★★	全年齢
サッカー	★		★★	★★★		★	★★	★★	～50
ラグビー	★★		★★	★★		★	★★★	★★	～50
卓 球							★★	★★★	全年齢
野 球							★★		～60
柔 道	★★				★★		★★		～60
剣 道							★★	★★	～60
弓 道							★★		全年齢
空 手	★						★★	★★	～50
ス キ ー	★★					★★★	★★★		全年齢
スケート	★					★★★	★★★		全年齢
ボーリング	★						★★★		全年齢
乗 馬						★★	★★		全年齢
ハイキング			★★	★★					全年齢
登 山	★★	★	★★★	★★★			★		全年齢
ボ ー ト	★★					★★	★★		全年齢
魚釣り							★★	★	全年齢
ダ ン ス					★	★	★★		全年齢
ゴ ル フ	★	★	★★	★			★★		全年齢

★の数が多いほどその効果は大きい

図37 筋収縮のためのエネルギー供給機構（中村榮太郎「老化の測定とその制御」金原出版，2004より）

低下し酸性になる．このような状態に陥ると，筋肉が硬くなって柔軟性を失い，運動がスムーズにできなくなる．また呼吸が苦しくなって運動が続けられなくなる．以上の説明から明らかなように，適度な運動とは，体内に乳酸の蓄積が起こらない有酸素運動，すなわちジョギングやウォーキングとなる．有酸素運動の強度は体内へ取り込むことのできる酸素量によって決定される．したがって，運動の強度としては，最大酸素摂取量の50〜70%が，一般に薦められている．なお，前述したように，運動の強さは，体力の低い人では最大酸素摂取量の50%ぐらいを，体力の高い人では最大酸素摂取量の70%ぐらいが適度と考えられる．

　③運動の時間

　運動の予防医学的効果を得るためには，準備運動と整理運動を含めて30〜60分が適当と考えられる．しかし，中高年者や中年の肥満で運動不足の人が30分間も与えられた運動強度を維持することは難しい．特に，運動をこれからはじめようとする人には，漸増的負荷法に基づいて，徐々に運動の質と量を上げていくことが大切である．また，10〜15分間の運動ではまったく効果がないのかというと，そうとは言い切れない．たとえ5分の運動でも，血液中の脂肪やブドウ糖は筋肉で燃焼する．したがって，運動をしないよりは，たった5分の運動でも行った方がよいといえる．

　④運動の頻度

　身体条件や年齢によって異なるが，一般にトレーニング効果を上げるためには，1週間に3回以上，つまり最低1日おきに行う必要がある．なぜならば，有酸素運動の効果として，1回の運動で，血糖コントロールやインスリン感受性の改善が認められるのは約48時間までであるといわれているからである（森谷，2001）．

　問題は，運動の強さをどのように決定したらよいかということである．運動強度は最大酸素摂取量の50〜70%と述べたが，最大酸素摂取量を測ったことのない人に，このような説明をしてもわからないであろう．そこで，運動の強度を間接的に推定する方法として，a）メッツ（METS）による方法，b）自覚的運動強度による方法，c）心拍数による方法が考案されている．

　a）メッツ（METS）による方法

　運動量を計算するのに便利なのが，アメリカスポーツ医学会がはじめたメッツ（METS）という単位である．METSは，運動中の酸素摂取量が安静時の酸素摂取量の何倍になっているかを示す運動強度を表す単位である．

　1METSは，1時間に体重1kg当たり1kcalを消費する運動量であ

表19 主観的運動強度(RPE)の日本語表示

RPE	日本語	英語
20		
19	非常にきつい	Very very hard
18		
17	かなりきつい	Very hard
16		
15	きつい	Hard
14		
13	ややきつい	Somewhat hard
12		
11	楽である	Fairly light
10		
9	かなり楽である	Very light
8		
7	非常に楽である	Very very light

(小野寺と宮下,1976より)

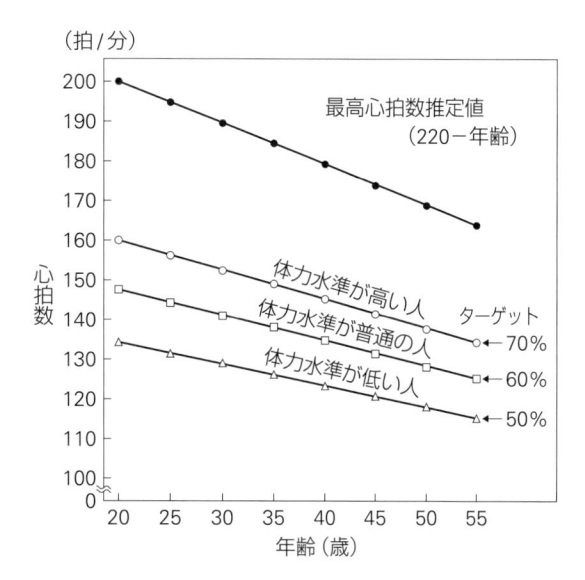

図38 年齢から推定された最高心拍数と健康運動のための目標心拍数域

る.軽い歩行は3METS,速歩は4METS,軽いジョギングは5METSである.たとえば,体重60kgの人が速歩を1時間行えば,60kg×4METS×1時間＝240kcalとなる.

　b) 自覚的運動強度による方法

　この方法は,各人が実際に運動をやっている時に感じる"運動のきつさ"を主観的に評価し,これを運動強度の決定に用いる.**表19**は,自覚的運動強度の判定表である.Borgによって提唱されたもので,ある運動を5分以上続けた時の自覚的運動の強さを,次のような目安で評価する(小野寺と宮下,1976).すなわち,その運動が"かなり楽である""楽である""ややきつい""きつい""かなりきつい"の5段階に分ける.このように分けると,身体条件によって異なるが,中高年者の場合,最大酸素摂取量の50％は"楽である"に,最大酸素摂取量の60％は"ややきつい"に,最大酸素摂取量の70％は"きつい"にほぼ該当する.主観的に"ややきつい"とは,ジョギングを2人で行っている場合,会話がときどき途絶える程度である.また1人でジョギングを行っている場合は,鼻歌まじりがときどき途絶える程度である.

　c) 心拍数による方法

　心拍数が運動によって増加する上限は,加齢に伴って減少するため,ほぼ[220−年齢]となる.したがって,個人の最高心拍数は220−年齢(歳)で推定される.そしてアメリカスポーツ医学会の指針では,

エアロビック運動のプログラムの際の至適心拍数として，最高心拍数の50〜70％の範囲を推奨している．当然，性別，年齢，体力，健康状態，生活習慣等の個人差を配慮し，目標心拍数は決定される．

$$目標心拍数＝[(220－年齢)－安静時心拍数]\times\begin{pmatrix}0.5\\0.6\\0.7\end{pmatrix}＋安静時心拍数$$

図38は，年齢から推定される最高心拍数と健康運動のための目標心拍数を示したものである．

(3) 中年すぎの運動の原則
①エンジンブレーキを使おう

体力のピークは，男性18歳，女性15〜16歳といわれている．したがって，「若い者なんかに負けるものか」とどんなに頑張ってみても，40歳，50歳の声を聞いてからではからだが思うようについてこないので勝てるわけはない．残念ながら中高年者の体力は低下の一途をたどっている．運動を行う場合も，各自の身体状態や運動適性を考えて自分に合った運動種目を選び，無理のないように，つまり，車が坂道を下る時にエンジンブレーキを使用するのと同様に慎重に行う必要がある．

②漸進性の原則を守ること

中高年者がこれから運動をはじめようとする場合，第1番目に守らねばならないのが漸進性の原則である．長年運動から遠ざかっていたからだは，あたかも錆びついた機械と同じようになっている．筋肉や関節を取り巻く靭帯は硬く，弱くなり働きにくくなっている．また，心臓には運動不足によって多くの脂肪が粥状に沈着し，心臓の働きを悪くしているので，急激な運動に即座に適応することが困難になっている．したがって，これから運動をはじめようとする場合には，錆びついた機械に，油をさしながら運転を開始するのと同様，徐々にからだを運動に慣らせる必要がある．

③強度よりも運動量

中年を過ぎると身体は徐々に衰退期に向かうので，激しい運動は有害であったり危険であったりする場合が多い．そこで，中年すぎの運動では，強さに重点を置かずに量でカバーすることが重要となる．

④継続すること

運動は繰り返して行うことによって，はじめて効果があらわれる．2，3日運動したからといって，目にみえて体調がよくなったり，上手にそのスポーツができるようになるというわけにはいかない．トレーニング効果が現れるまでには，一般的には2〜3カ月，早い人で1カ月かかる．最低週3日のペースで，あせらずに運動を続けること

が大切である．

⑤まず健康診断を

中高年者では虚血性心疾患，高血圧，糖尿病，肝疾患，腎疾患等の慢性疾患のみならず，肺炎，インフルエンザ等の急性の感染症にも罹りやすい．したがって，運動を開始する際には，これらの病気がないかどうかについて十分に調べておく必要がある．また，たとえこれらの病気がなくても，日頃から運動不足の人は心臓の働きが低下しているので，ちょっとした運動で心不全を起こし倒れることがある．そこで，これらの人に対しては安静時の健康診断と同時に運動負荷試験を行い，運動中の心電図や血圧の変化を調べておく必要がある．少なくとも，運動をはじめる前には，心電図，X線，呼吸機能，血液，尿検査等の一般的な検査を受け，からだに異常がないかどうかを確かめておく必要がある．

(4) 安全な運動の方法

①準備運動—主運動—整理運動

運動を安全に行うためには，運動前の準備運動（ウォーミングアップ）と運動後に安静状態まで戻すための整理運動（クーリングダウン）が必要不可欠である．図39は，準備運動—主運動—整理運動の目的の要約を表したものである．また，図40は，安全に運動を行うための基本パターンを示したものである．さらに図41は，安全な運動のための注意点を示したものである．

a) ウォーミングアップ

スポーツの場面で，よい競技成績を収めるためには十分なウォーミングアップが必要である．ウォーミングアップは，運動をする前に，

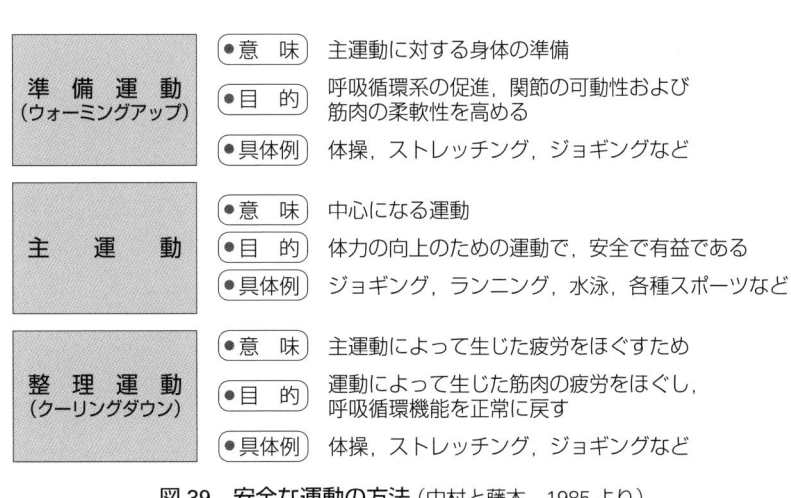

準備運動 （ウォーミングアップ）		
●意 味	主運動に対する身体の準備	
●目 的	呼吸循環系の促進，関節の可動性および筋肉の柔軟性を高める	
●具体例	体操，ストレッチング，ジョギングなど	

主 運 動		
●意 味	中心になる運動	
●目 的	体力の向上のための運動で，安全で有益である	
●具体例	ジョギング，ランニング，水泳，各種スポーツなど	

整理運動 （クーリングダウン）		
●意 味	主運動によって生じた疲労をほぐすため	
●目 的	運動によって生じた筋肉の疲労をほぐし，呼吸循環機能を正常に戻す	
●具体例	体操，ストレッチング，ジョギングなど	

図39　安全な運動の方法（中村と藤木，1985より）

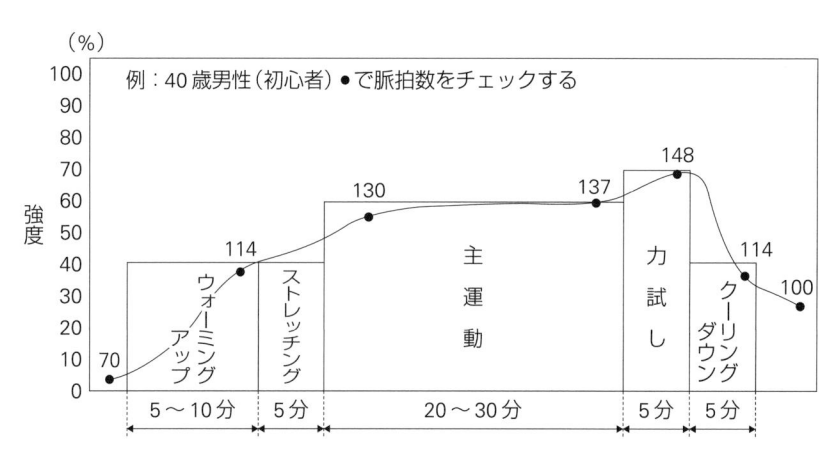

図40 安全な運動の基本パターン（中村と藤木，1985より）

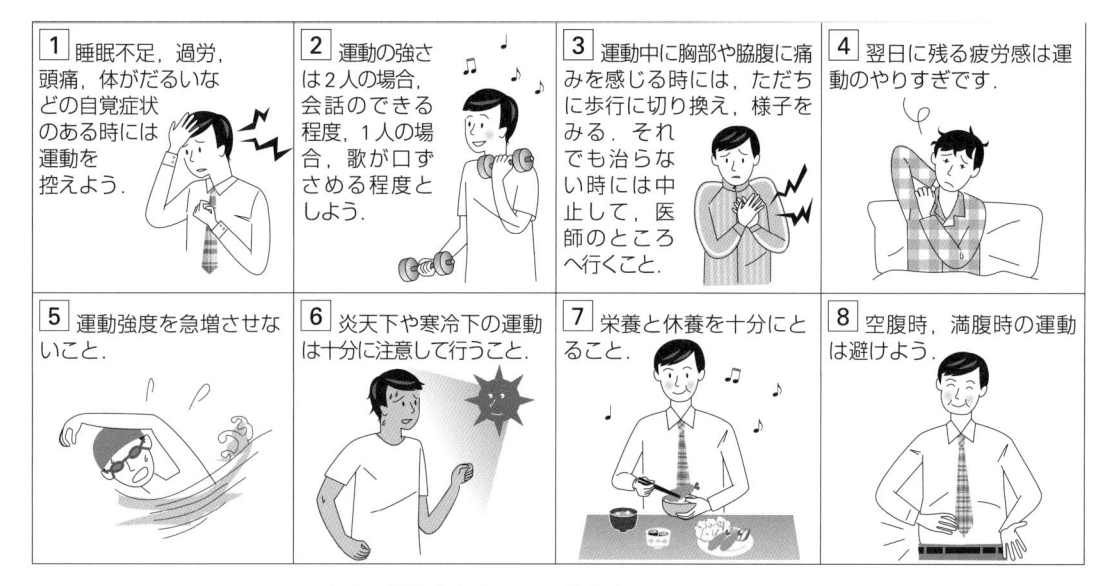

例：40歳男性（初心者）●で脈拍数をチェックする

ウォーミングアップ 5〜10分
ストレッチング 5分
主運動 20〜30分
力試し 5分
クーリングダウン 5分

脈拍数：70 → 114 → 130 → 137 → 148 → 114 → 100

図41 安全に運動を行うための注意点（中村と藤木，1985より）

1. 睡眠不足，過労，頭痛，体がだるいなどの自覚症状のある時には運動を控えよう．
2. 運動の強さは2人の場合，会話のできる程度，1人の場合，歌が口ずさめる程度としよう．
3. 運動中に胸部や脇腹に痛みを感じる時には，ただちに歩行に切り換え，様子をみる．それでも治らない時には中止して，医師のところへ行くこと．
4. 翌日に残る疲労感は運動のやりすぎです．
5. 運動強度を急増させないこと．
6. 炎天下や寒冷下の運動は十分に注意して行うこと．
7. 栄養と休養を十分にとること．
8. 空腹時，満腹時の運動は避けよう．

体温を高めながら，呼吸循環器系，神経系，筋肉・関節等の運動器系を，安静の状態から次第に運動に適した状態へと移行させる準備運動である．筋温を十分に高めるためには，5〜10分程度のウォーミングアップが必要である（図42）．

b) クーリングダウン

自宅からジョギングを数km行い，自宅に戻り，家の前で立ち止まった時，めまいや立ちくらみ等を経験したという話をたまに聞く．これは，運動を急に中止したことによって，筋肉の静脈血を心臓の方へ戻すポンプ作用が弱くなり，血液の心臓への還流量が減少し，心拍出量と血圧の著しい低下が起きることによるといわれている．また，

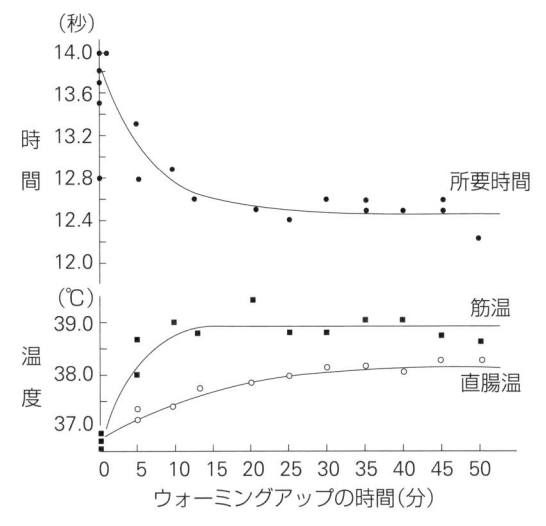

図42 ウォーミングアップの時間と筋温，直腸温および100m疾走時間（AsmussenとBøje，1945）

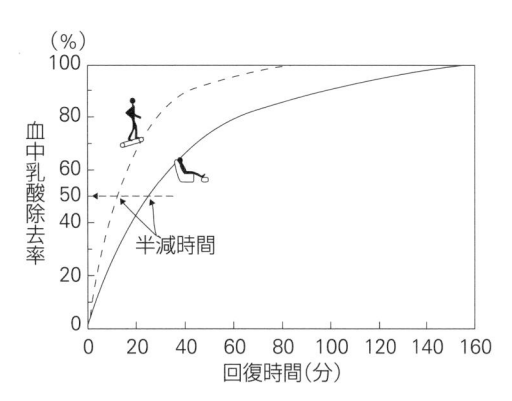

図43 安静とクーリングダウンによる運動後の血中乳酸除去率の時間変化（Fox，1984）

運動を止めてもしばらくの間は呼吸が激しいため，過呼吸によるCO_2の過剰排泄が原因で血液がアルカリ性に傾き，気分が悪くなることがある．

これらの症状が起こった時には，運動を急にやめるよりも，むしろゆっくり歩いた方がよい．クーリングダウンの効果は，これ以外にも，代謝や血流を軽く持続させ，運動中に蓄積した乳酸等の疲労物質を筋肉および血液中より早急に除去することを可能とする（**図43**）．

4．休　　養

1）休養は十分に

休養は栄養および運動とともに健康の保持・増進にとって重要とされている．休養は運動や日常の身体活動から生じる疲労の回復や活力の再生のための生理的な必要現象である．したがって，活動と休養は，ある一定のリズムで交互に繰り返す必要がある．このバランスが長期にわたってくずれると健康障害を引き起こすことになる．

壮年期以降は次第に反応速度が低下し，原因となる疲労物質の産生が進行しているのに，自覚的・他覚的な症状がすぐに現れない場合が多くなる．すなわち，疲労の回復が遅れるというだけではなく，疲労が現れるのにも時間がかかるのである．そのため，回復困難な疲労に陥る場合がある．したがって，中高年者の場合には，無計画な，行き

表20　健康づくりのための休養指針

1. 生活にリズムを
   - 早めに気づこう，自分のストレスに
   - 睡眠は気持ちよい目覚めがバロメータ
   - 入浴で，からだもこころもリフレッシュ
   - 旅に出かけて，こころの切り換えを
   - 休養と仕事のバランスで能率アップと過労防止
2. ゆとりの時間でみのりある休養を
   - 1日30分，自分の時間をみつけよう
   - 活かそう休暇を，真の休養に
   - ゆとりの中に，楽しみや生きがいを
3. 生活の中にオアシスを
   - 身近な中にもいこいの大切さ
   - 食事空間にもバラエティを
   - 自然とのふれあいで感じよう，健康の息ぶきを
4. 出会いときずなで豊かな人生を
   - 見出そう，楽しく無理のない社会参加
   - きずなの中ではぐくむ，クリエイティブ・ライフ

（厚生統計協会「国民衛生の動向」1994より）

当たりばったりのレジャーや運動トレーニングは，疲労を回復させるどころかえって危険と考えられるので避けなければならない．

厚生省は1994年に「健康づくりのための休養指針」を策定した（表20）．この指針は，生活リズム，自分の健康づくり，生活空間，社会参加の観点から休養のあり方を示している．

2）ストレス

健康づくりにとって，栄養，運動，休養は3つの重要な柱である．今まで，休養は身体活動に関連した休養に焦点があわされていた．しかし，現在の社会では，筋肉労働から知的活動を中心とする頭脳労働へと変化してきたため，精神的ストレスは避けられなくなった．以下に，ストレスと病気の関係および解消法について概説する．

（1）ストレスと病気

一般には精神状態が定常状態から外された場合のことをストレスということが多いが，ストレス学説を最初に提唱したハンス・セリエは，機械的・化学的・生物学的・精神的な刺激（ストレッサー）に対応して起こる肉体的・精神的なひずみをすべてストレスとした．したがって，ストレスは世間で使用されているよりももっと広い意味で使用されてきた．

図44は，種々のストレス（刺激）とその生体反応およびストレス反応に起因する病気の関連を示したものである．ストレスが加わると，生体内では内分泌系，免疫系，自律神経系等にさまざまな生理的反応（ストレス反応）が生じる．この反応が体内に存在する恒常性維持機構よりも大きく，定常状態に戻らないような状態に陥れば，種々の疾患や障害を引き起こすことになる．

近年では，社会や家庭，学校等で生じる心理的，社会的なストレスによって，心身症やうつ病，神経症等に罹る人が増加している．特に，中高年になってからのうつ病の増加が問題である．この年齢になってからうつ病になる人は，性格的に真面目で几帳面な頑張り型の人が多いといわれている．仕事ができ，周りから好ましい性格とされていた人が，むしろ精神的障害を起こしている．なぜ，そのような人がうつ病になりやすいのであろうか．理由は，現代社会が組織的

```
┌─────────────────────────────────────────────────────────────────┐
│                    ストレッサー（ストレス）                        │
│ ┌─────────────────────────────┐ ┌─────────────────────────────┐ │
│ │●身体的                       │ │●心理的，社会的                │ │
│ │ ・物理的因子：寒冷，暑熱，気圧の変化，外傷，│ │ ・生活上の因子：住居，家族，教育，事故，死別，│ │
│ │           火傷，手術，騒音，放射線など │ │           離婚，経済的悩みなど     │ │
│ │ ・化学的因子：薬物，化学物質，有害ガスなど │ │ ・職業上の因子：人間関係，転勤，単身赴任，異 │ │
│ │ ・生物的因子：細菌，花粉，ウイルスなど  │ │           動，昇進など         │ │
│ │ ・その他の因子：自然災害，火事，戦争など │ │ ・その他の因子：自然災害，火事，戦争など │ │
│ └─────────────────────────────┘ └─────────────────────────────┘ │
└─────────────────────────────────────────────────────────────────┘
```

●ストレス修飾因子（心理的因子に対する）
・性格，信念，価値，気分，過去の経験（学習），家族，友人，同僚，専門家など

人体

●生体の反応
・身体的反応：
血圧上昇，頻脈，呼吸促進，瞳孔散大，心拍出量の増加，手足の発汗，下痢，腹痛，肩こり，頭痛など
・心理的反応：
不安，恐怖，怒り，緊張，興奮，落ち込み，失望，無気力，悲しみ，抑うつなど

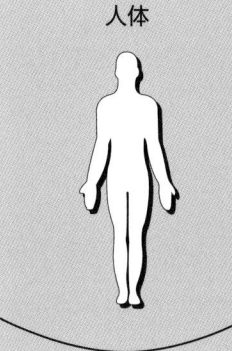

●疾病などの発症
・身体疾患：
心身症，不定愁訴，生活習慣病の一部など
・精神疾患：
神経症，不眠症など
・行動異常：
薬物中毒，自己破壊活動，自殺，アルコールの過飲，過食，不食など

図44　ストレス（刺激）とその生体反応（東と石樽，2000）

に，かつ人間関係に極めて複雑であり，またその中で行われる仕事や生活があまりにも多忙すぎる点にある．真面目で几帳面な人は，すべてのことに全力で対処しようとする．そのため，精神がオーバヒートし，混乱状態となる．その結果，自殺が増えてきた．わが国における自殺による死亡者は，1998年には3万人を超え，2003年には34,427人となっている．専門家の間では，実際に自殺を試みようとした人の数は，この数字の4倍にものぼるといわれている．自殺は，家族の心的，経済的損失のみならず，社会的にも大きな損失をもたらす．しかし，現代社会に生きている以上，このような精神的，身体的ストレスを避けて通ることはできない．

　健康な心とからだを保つためには，身辺に降りかかってくるストレスを早期に解決し，長期間放置しないことが重要となる．そのためには，ストレスを軽減し，貯めないような方法とストレスに負けないからだづくりをする方法，いわゆるストレス・マネジメントが必要となる．

（2）ストレスの解消法

人間のからだは，障害を起こす前に何らかの危険信号（サイン）を発する．ストレスによる精神障害も，軽いうちにはさまざまなサインが現れる．これらについて自覚することができれば，対策が立てやすくなり，ストレスを解消するうえで役立つと考えられる．

からだに現れるサインは，大きく分けると心気症と心身症がある．

心気症は，不安や悩み，不快感等が強くなったとき，からだはどこも悪くないのに病的な症状を自覚するようになる．たとえば，腹痛や下痢，はきけ，頭痛，めまい，心悸亢進等である．

心身症は，ストレスの蓄積によって，本当にからだが悪くなる状態をいう．前触れとしては，次のような症状が起こる．

心臓血管系：発作性頻脈，不整脈，狭心症．

胃腸：習慣性はきけ，慢性胃炎．

呼吸器系：気管支喘息，空気飢餓（空気が足りないような息苦しさ）．

筋肉・関節系：筋痛症（からだの至る箇所での筋肉痛），チック（顔面のけいれん），書痙（手がふるえて字が書けない）．

しかし，からだの症状を素人判断で，心身症であるとか，ストレスによるものだと片付けるには慎重な態度が必要である．たとえば，頭痛，はきけ，めまい，疲れやすさ等の訴えがあったとする．これをすぐに，ストレスによるものだと簡単に片付けると，手術の機会を失し，死に至ることがある．なぜならば，脳腫瘍が原因でも同じような症状が現れる場合があるからである．専門医に相談することが，まず肝心である．

波多野と加藤（1985）は，ストレスの解消法として，次の4つの取り組み方があり，その実行を強調している．

① ストレス量の削減：ストレスの原因が仕事量によるものであれば，第一に，大事な仕事を優先させ，残りは暇な時に行うという考え方をとる．
② 生活リズムの工夫：1日の生活時間の中に，仕事に徹してストレスに対抗する時間と，リラックスして休養する時間を作りだす．生活リズムが一定している人は，身体のコンデションもよく，病気に罹りにくい人が多い．
③ 防衛体力の強化：ストレスに対する耐性は，防衛体力の強化である．ストレスによる心身症は，からだの機能の弱点に現れる．
④ ストレスの発散と他への没頭：ストレスの原因となっていることとまったく関係のない行為（スポーツや趣味）に没頭することによって，葛藤を一時的にでも消去することが必要である．

表21　休養・こころの健康づくりのための指針（厚生省「健康日本21」2000より）

1. ストレス
   ○最近1カ月間にストレスを感じた人の割合の減少
     目標値：1割以上の減少
     基準値：54.6％（健康・体力づくり事業財団「平成8年度健康づくりに関する意識調査」）
2. 睡　　眠
   ○睡眠によって休養が十分にとれていない人の割合の減少
     目標値：1割以上の減少
     基準値：23.1％（健康・体力づくり事業財団「平成8年度健康づくりに関する意識調査」）
   ○眠りを助けるために睡眠補助品（睡眠薬・精神安定剤）やアルコールを使うことのある人の減少
     目標値：1割以上の減少
     基準値：14.1％（健康・体力づくり事業財団「平成8年度健康づくりに関する意識調査」）
3. 自殺者の減少
     目標値：22,000人以下
     基準値：31,755人（厚生省「平成10年人口動態統計」）

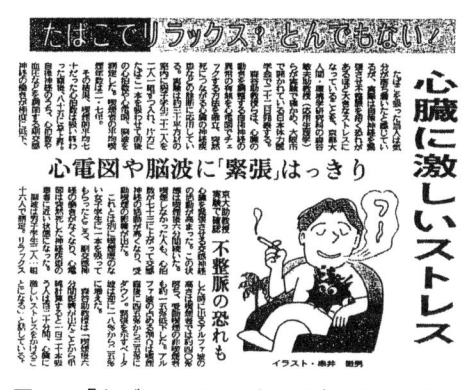

図45　「タバコでリラックス？」とんでもない
（森谷，2001より）

健康日本21では「こころの健康は人間が社会で生き生きと自分らしく暮らしていくための重要な要件である」として，健康づくりという観点からこころの健康を取り上げている．

健康日本21ではこころの健康を多面的にとらえるために，情緒的健康，知的健康，社会的健康，人間的健康の4つの側面から，こころの病気への早期対応をあげている（**表21**）．

3）喫　　煙

ちょっと一服と，ストレス解消のためにタバコを吸う人が多い．しかし，森谷（2001）は，「"タバコを吸うとリラックスできる"といった迷信が巷でもてはやされているが，これはまったく嘘である」と指摘している（**図45**）．森谷ら（1997）が行った喫煙に関する脳波や心臓の自律神経への影響についての研究では，「タバコ1本の喫煙で，心臓の自律神経が激しく興奮して，心臓突然死のリスク（血圧上昇，交感神経の過度の興奮等）を著しく高めること，また，同時に記録した脳波でも，タバコのリラックス効果はまったく認められなかった」としている．この研究成果は，タバコのリラックス効果はまったく認められないことを示唆する．

WHOの発表によれば，1990年代にタバコが原因で心臓病やがんで死亡する人の数は，年間300万人と推定されている．喫煙は心臓病の危険因子であるだけでなく，今日では，がんの危険因子でもある．タ

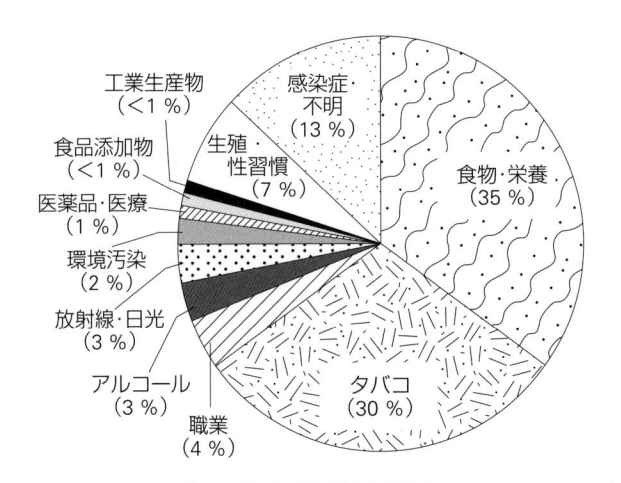

図46 ヒトのがんにおける発がん因子（Doll と Peto, 1981）

　バコの煙の中にはおよそ4,000種類の物質が含まれ，そのうちの200種類が健康への影響が問題となる有害物質である．代表的なタバコの有害物質は，タバコの葉の主成分であるニコチンと燃焼によって生じるタール，一酸化炭素である．ニコチンは急性症状として自律神経系への作用がある．タールには数十種の発がん物質が含まれている．一酸化炭素は血液中のヘモグロビンと結合して組織への酸素供給を妨げる．このように，喫煙は健康にとって何もよいことをもたらさない．

　喫煙習慣とがんとの関係を明らかにするため，Dollらは，イギリスの男性医師を対象にアンケート調査を実施し，回答のあった約3万4,000人に喫煙習慣と肺がん死亡率との関係を約20年追跡調査した．その結果，肺がんの90％以上は喫煙が原因であることを明らかにした．この結果は，世界的に大きな反響を呼び，多くの研究者によって追試された．しかし，いずれの研究もDollらが得た研究成果と似通った結果となった．これらの結果から，肺がんのおもな原因は喫煙であると結論された．さらに，DollとPeto（1981）は，肺がん以外のがんについても疫学的方法を使って研究を進め，ヒトのがんの原因を大胆に数値化することを試みた（図46）．この図から，ヒトのがんの発がん因子としてどのようなものがあるのか，また，それらの中で何がおもな原因かがよく理解できる．特に，注目すべきことは，ヒトのがんの原因として食物・栄養とタバコが圧倒的に大きく，この2つが原因の約2/3を占めているということである．この結果からみても，喫煙は健康によくないことがわかる．

6章 ライフステージからみた健康管理

　ヒトが生まれてから，年齢を重ねて，成人となり，老人になって一生を終えるまで，さまざまな生活現象の変化が起こる．身体的生理機能の老化現象や寿命は遺伝と環境の相互作用の結果と考えられているが，個人の生活様式や健康に対する考え方に影響されるということはいうまでもない．特に，生後1年の終わりまでの急激な発育増進期と思春期の急激な発育増進期の出来事が，以後の青年期の発育発達に影響を与えるということはよく知られた事実である．宮下（1980a）は「成長・発達期に適切な運動刺激が与えられれば，健康でたくましいからだをもつ大人に成長できうるであろうし，成人に達した後の適度な運動習慣は，老化を遅延させる効果をもたらす」と述べている．そして適切な時期に適切な働きかけがなされることにより，体力・運動能力は，より優れた方向へと変えられると指摘している（図47）．

1．成長期の運動

　子どもの健康の保持・増進を論ずる場合，まずからだが年齢に応じて適切に発達しているかどうかを知る，そして体力や生理的諸機能の

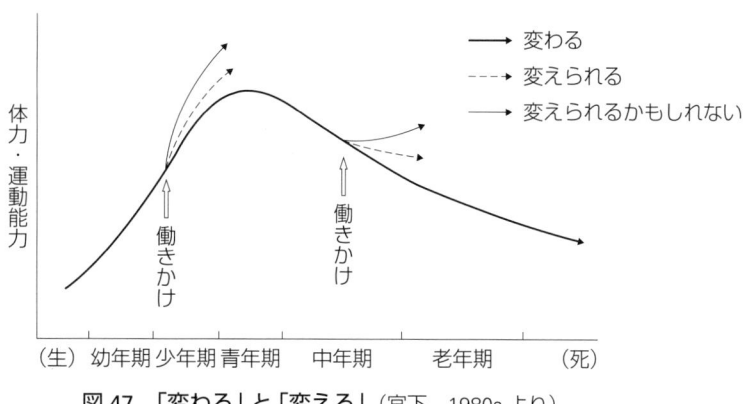

図47　「変わる」と「変える」（宮下，1980aより）

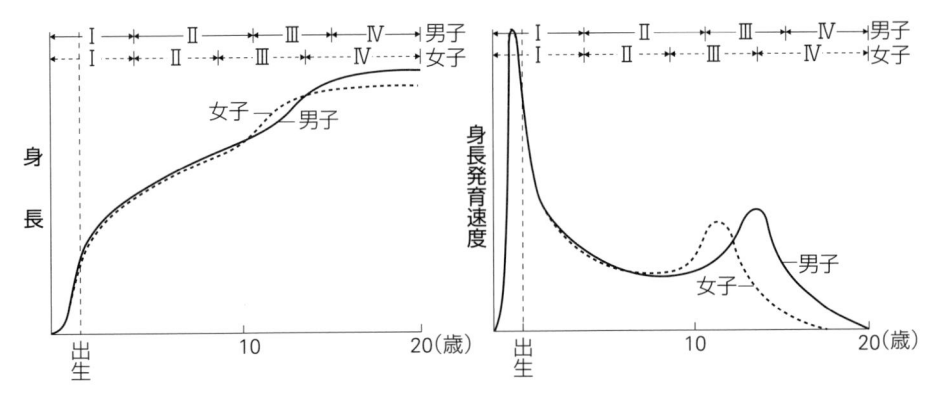

図48 身長の発育曲線（高石，1996より）

正常な発達を促すためには，運動を通して積極的な働きかけを行い，将来の社会生活を活動的・積極的に送ることができる望ましいからだを形成することが大切である．

宮下（2004）は子どもにとって「望ましいからだ」とは，運動を行う際に必要な3つの要素，「大きな力が出せること（力強さ）」「スタミナがあること（ねばり強さ）」「身のこなしが巧みであること（動作の習熟）」を十分に発達させた「からだ」であると述べている．

次に，成長期の体格の発育と上述の3つの要素の視点から運動能力の発達について概説する．

1）体格の発育と運動
（1）身長の発育

図48は，発育曲線（左）と年間増加量に基づいた発育速度曲線（右）を示す．発育曲線は二重S型を示し，その特徴から4期に区分される．第Ⅰ期は，胎児期から乳児期を経て幼児期前半に至る発育急進期である．第Ⅱ期はそれ以降10歳くらいまで続く比較的発育が緩やかな時期である．第Ⅲ期は11〜15歳にかけて，いわゆる思春期における第2発育急進期である．第Ⅳ期はその後，再び発育が緩やかになり，やがて発育停止が起こる漸減期である．しかし，この図から生後1年の終わりまでの急激な発育増進期と思春期の急激な発育増進期の様相を把握することは困難である．右図の発育速度曲線は，この欠陥を補うために考案されたものである．しかし，図中の発育曲線や発育速度曲線は年齢別平均値を基にしているため，個人差は無視されている．思春期における個人差は非常に大きく，同一年齢にあっても早熟と晩熟の少年・少女がいるため，スポーツの技能や体力づくりの指導を行ううえで大きな問題となる．したがって，思春期における

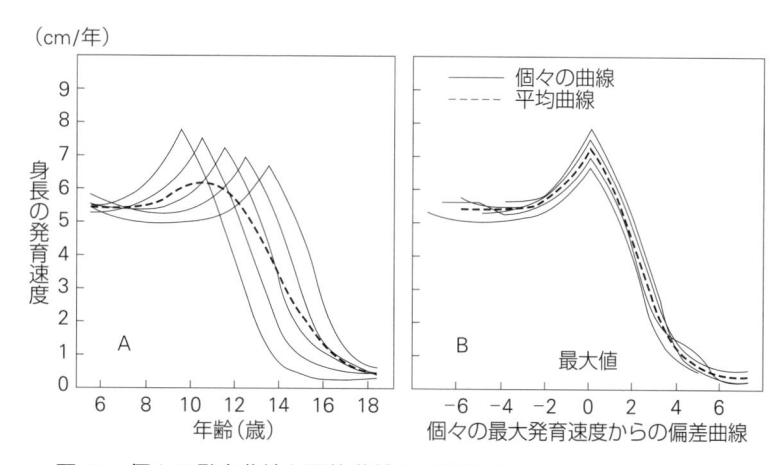

図49 個々の発育曲線と平均曲線との関係（Shuttleworth, 1937より）

体格の個人差の把握は非常に重要である．図49は，Shuttleworthが5名の同一暦年齢の女子の思春期における身長の発育速度（年間増加量）の推移について検討を加えたものである．図49Aから明らかなように，5名とも発育速度はある時点で最高値に達する．そしてカーブの型は互いに非常に類似している．しかし，カーブの型の時の経過は描写された個人間で非常に異なっている．すなわち，発育速度の最大値が10歳前後にある早熟児と，最大値が14歳前後にある晩熟児がいる．したがってこの図は，暦年齢の尺度は身長の発育速度について何の情報も与えないということを物語っている．より有益な尺度は図49Bに示される．この図は，5本のカーブを，最大値を示す時点に集め，そして最大値を示す時点から，それぞれ±1年，±2年……±6年離れた点を目盛り，かつ各時点での平均値をとり，それを太い点線として表したものである．このようにして求めた太い点線は，明らかに個々のカーブの特性を表す代表的な曲線，いわゆる発育曲線といえる．したがって，個々の子どもの成長を正しく評価しようとするならば，発育基準値を用いることが必要となる．つまり，図49Bは発育期の生理的年齢を推定するうえでの考え方を示したものである．さらに，発育発達研究では，同一個人を長期にわたり経年的に追跡した縦断的データによる解析が必要であることを示唆している．

　身長発育速度曲線（年間発育量）から明らかなように，思春期における年間の身長発育量は一生の間で最大となる．個人差は存在するが，平均すると，男子8.5cm，女子7.3cmとなる．身長発育速度がピークとなる年齢，いわゆるPHV（Peak Height Velocity）年齢は，1960年には男子の平均が13.4歳，女子11.5歳であった．しかし20年後の1980年には，男子13.0歳，女子10.8歳，さらに1990年以降はPHV

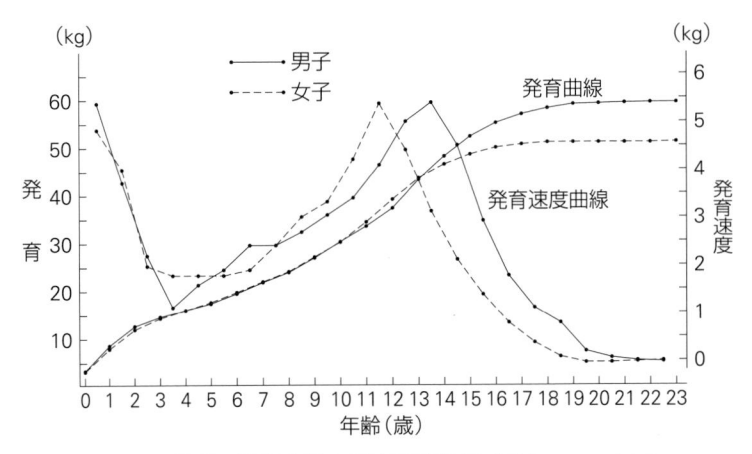

図50　体重の発育曲線と発育速度曲線（松浦，1980より）

年齢の若年化が進んでいる．身長からみた形態的発育は女子が男子よりも2歳ほど速い．

身長の発育には，骨の成長が大きく関与している．思春期における第2発育急進期では身長が10cmほど伸びる少年・少女が見受けられる．当然，オーバー・グロース（over growth）によって筋─腱─骨の間にアンバランスが生じスポーツ障害が起こりやすい．この時期においては，レジスタンストレーニングのような成長軟骨層に強い負荷がかかる運動は避けたほうがよい．

（2）体重の発育

体重の発育も身長と似たパターンを示し，思春期に急激な増加がみられる（図50）．体重の発育速度（Peak Weight Velocity：PWV）がピークとなる年齢は，男子ではPHV年齢とほぼ同じ13.0歳，女子ではそれよりも約1.5年早い11.5歳であるといわれている．そして，松浦（2004）は，女子の初潮年齢はPWV年齢の約1年後に出来すると推測している．20世紀初頭から初潮に関する文献を集めた守山らは，1900年頃の出生女子の平均初潮は16歳前後であったが，その後，徐々に低年齢下し，1960年には平均13歳弱になったと述べている（山岡，1981）．現代の子どもは体格が大きくなり，早熟が益々進みつつある．

体重と関係するもうひとつの問題は，肥満とやせの問題である．近年の国民栄養調査によると，男性は20歳代，30歳代で肥満が多く，女性では10歳代後半から20歳代にかけてやせが多いことが報告されている．現代人は食べ過ぎと運動不足によって肥満者が多くなってきた．特に，思春期の肥満は，脂肪細胞の増加を伴い，いったん増加した細胞がなかなか減らないまま成人期に移行する場合が多い．逆に，

極度のやせ願望が高じて拒食症に陥る生徒や成人が増えている．いずれにせよ，発育期の子どもに対する栄養と運動の適切な指導は，肥満とやせの問題を解決するうえで重要である．

2) 体力の発達過程と運動

(1) エネルギー獲得機構からみたパワーの分類

ヒトの身体運動は，すべて筋肉が収縮し，骨が互いに動かされることによって可能となる．

運動を引き起こす骨格筋は，それぞれ筋線維の束から構成されており，その筋線維は，収縮の速さ，発揮される力，持久性等の収縮特性に差異が存在し，以下の3つに分類される．

① SO線維（タイプ I）：収縮速度は遅いが，持久性に優れている．エネルギー獲得反応では，有酸素性機構が主役となる．

② FG線維（タイプ IIb）：速く収縮し，発揮する張力も大きいが，疲労しやすい．エネルギー獲得反応では，非乳酸性・乳酸性機構が主役となる．

③ FOG線維（タイプ IIa）：FG線維とSO線維の両方の性質を有し，収縮速度も速く，持久能力もある．

これら3つの筋線維は，さらに，収縮速度の特性から，FG線維とFOG線維を「速筋線維」，SO線維を「遅筋線維」に大別される．これらの筋線維は，あらゆる身体活動において，すべての筋収縮に関係しているのではなく，運動強度に応じて選択的に動員されてくる．図51は，自転車エルゴメータ駆動中の運動強度と膝伸筋（内側広筋）中の活動する筋線維を表したものである．比較的緩やかな運動（40％$\dot{V}O_2$max）では遅筋線維（タイプ I）が，中程度の運動（40～70％$\dot{V}O_2$max）では速筋線維（タイプ IIa）が，強度の運動（70％$\dot{V}O_2$max以上）では速筋線維（タイプ IIb）が動員されることが明らかである．

速筋線維と遅筋線維の発達は，小学生期までは主として遅筋線維が発達し，その後中学・高校生期に遅筋線維の発達に加えて速筋線維が急速に発達する．

宮下（1980b）は，運動に必要なエネルギー獲得機構，すなわち，エネルギー源であるATPの再合成のための3つの機構の相互関係から運動種目の特徴を，次の3種類の運動の強さ（パワー）に分類することを試みた（表21）．

① ハイパワー：運動強度が高く，運動時間が短い（30秒以下）運動で，非乳酸性機構でエネルギーが供給されるパワーが高い運動．100m走や砲丸投げ等が該当する．

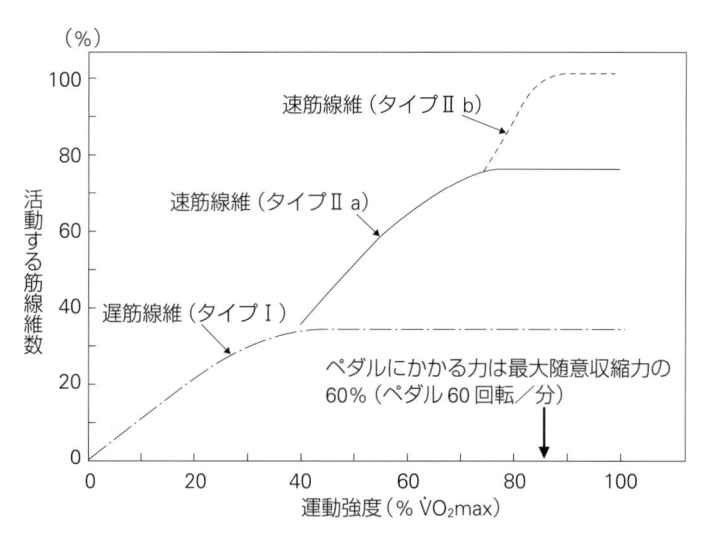

図51 自転車エルゴメータ駆動中の運動強度と膝伸筋(内側広筋)中の活動する筋線維（Sale，1987より）

表22 エネルギー獲得機構からみたスポーツ種目（宮下，1980bより）

段階	運動時間	エネルギー獲得機構	スポーツの種類（例）	パワーの種類
1	30秒以下	非乳酸性機構	砲丸投げ，100m走，盗塁，ゴルフ，テニス，アメリカンフットボールのバックスのランニングプレー	ハイパワー
2	30秒～1分30秒	非乳酸性機構＋乳酸性機構	200m走，400m走，スピードスケート(500m，1,000m)，100m競泳	ミドルパワー
3	1分30秒～3分	乳酸性機構＋有酸素性機構	800m走，体操競技，ボクシング(1ラウンド)，レスリング(1ピリオド)	
4	3分以上	有酸素性機構	1,500m競泳，スピードスケート(10,000m)，クロスカントリー・スキー，マラソン，ジョギング	ローパワー

② ミドルパワー（I）：運動強度，運動時間ともハイパワーに近い運動（30秒～1分30秒）で，非乳酸性機構と乳酸性機構の両方でエネルギーが供給されるパワーが高い運動．たとえば200m走や400m走が該当する．

ミドルパワー（II）：運動時間およびパワーとも中程度の運動（3分まで）で，乳酸性機構と有酸素性機構でエネルギーが供給される．たとえば中距離走が該当する．

③ ローパワー：低強度の持久性運動（3分以上）で，有酸素性機構でエネルギーが供給される．1,500m競泳からマラソンまで含む．

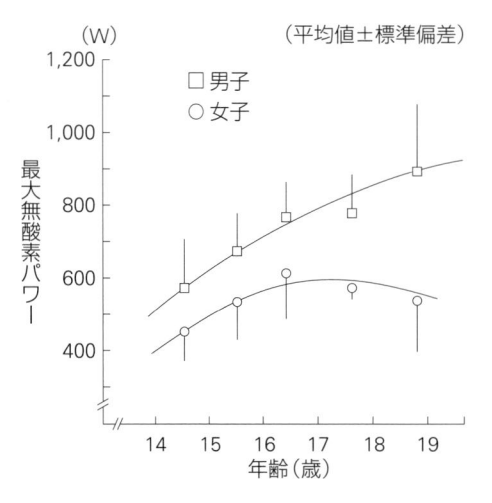

図 52 最大無酸素パワーの発達
（宮下と岡川，1988 より）

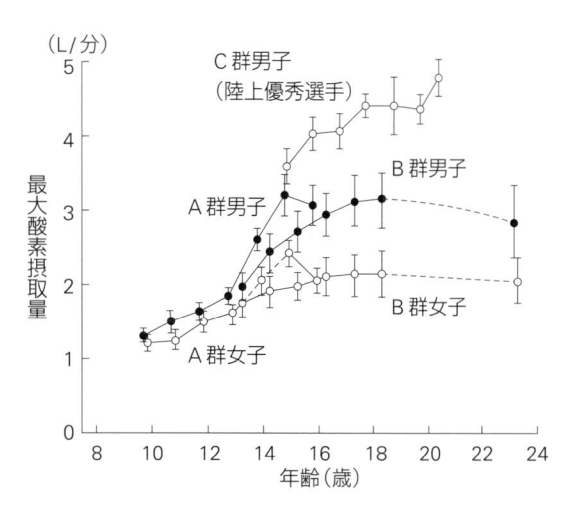

図 53 年齢に伴う最大酸素摂取量の発達
（小林，1985 より）

（2）力強さ（ハイパワー）の発達

「力強さ」もしくは「ハイパワー」の発達は，握力や背筋力といった静的な最大筋力，あるいは自転車エルゴメータの短時間の全力こぎや垂直跳び等の動的な最大筋力で測定し，経時的にみることによって可能となる．図 52 は，動的な最大筋力である自転車エルゴメータの全力こぎの結果である．最大発揮パワーは，男子 14 歳で約 580 ワット（W）であったが，18 歳で約 900W になり，加齢に伴って増加がみられる．女子では，14 歳で約 440W であったが，16～17 歳で 620W の最大になり，その後低下する傾向にある．

（3）ねばり強さ（ローパワー）の発達

ローパワーの運動では，有酸素性機構によるエネルギー獲得過程を構成する呼吸・循環器系の働きが主役をなす．そこで，ねばり強さ（ローパワー）を評価する指標は，従来から，最大酸素摂取量が広く用いられてきた．図 53 は，子どもの最大酸素摂取量の加齢に伴う変化を示したものである．図中の A 群は，小学生期に運動指導を受けた群，B 群は一般群，C 群は中学生以後陸上選手として活躍した群である．B 群（一般群）の男子では，17 歳で最大の 3.0L/分に，女子では，16～17 歳で 2.0L/分になり，男女とも 13 歳頃から年齢とともに増加した．小学生期に運動指導を受けた A 群は，男女とも小学生期には最大酸素摂取量の伸びは少なく，中学に入ってから急速に増大した．しかし，運動部活動を止めた高校に入ると急速に低下した．C 群は他の群よりも格段に高い最大酸素摂取量を示した．このことは遺伝的要因が影響していると考えられる．

中学生の時期は，体格も大きくなり，ねばり強さ（ローパワー）の向上に積極的に取り込むことにより，その効果を期待できる時期でもある．

（4）力強さの持続力（ミドルパワー）の発達

30秒から3分程度で疲労困憊にいたるミドルパワーの運動は，有酸素性と無酸素性のエネルギー供給機構が運動時間の設定によって関与の仕方が異なるため，正確な測定が容易でない．図54は，18.3mを12回，最大努力でスケート滑走した時間の年齢集団別の値を示したものである．図中の値は，10，50，90のパーセンタイル点を年齢集団別に結んだものである．成長に伴って記録は短縮される．このことは成長に伴ってミドルパワーは発達するということを意味する．

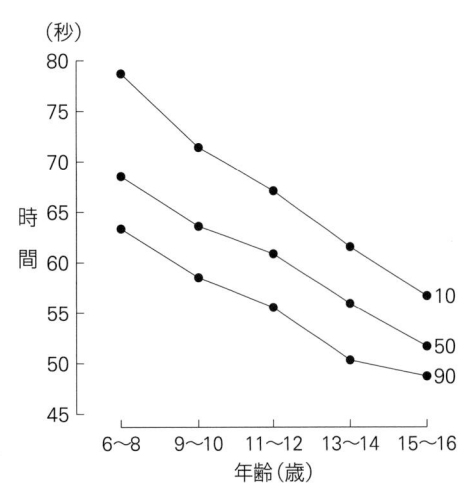

図54 各年齢の男子が18.3mを12回最大努力でスケート滑走するのに要する時間
パーセンタイル（10，50，90）は800名の横断的データを基にしたもの（LarivieとGodbout, 1976をもとにした，健康体力づくり事業財団「健康運動実践指導者用テキスト」2001より）．

3）動作の習熟過程

幼児期から小学校低中学年にかけて，感覚の発達や，神経・筋コントロール能力の向上が著しくなる．感覚には視覚，聴覚，味覚，臭覚，皮膚感覚という5感が存在する．しかし，運動で必要なのは，これら5感のほかの平衡感覚や身体の位置感覚，運動感覚に関する深部感覚である．すなわち，神経系の機能が大きく関与する．これらの機能は，10歳頃までに急速に発達し，12〜13歳にはほとんど完了する．したがって，スキー，スケート，ダンス，体操競技等のバランス感覚が必要な運動種目は早い時期から運動指導をすることが大切であろう．以下に，ヒトの基本動作である，歩く，走る，跳ぶ，投げる動作の習熟過程を概説する．

（1）歩く

歩く動作には，両方の下肢がそれぞれ地面に着いているとき（立脚期）と地面から離れているとき（遊脚期）があり，さらに両方の脚が同時に地面に接している両脚支持期がある．成人の自然歩行では立脚期が歩行周期の約60％，遊脚期が約40％といわれている．子どもは1歳頃から歩きはじめるが，3歳までは片足支持が不安定なため，遊脚期が短い．4〜6歳で歩行は安定してくるが，足のけり出しはまだ強くない．7歳以上になると足のけり出しが強くなり，成人の歩行に近づく．

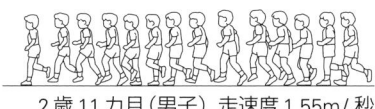

2歳11カ月（男子）走速度 1.55m/秒

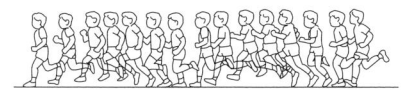

3歳10カ月（男子）走速度 3.12m/秒

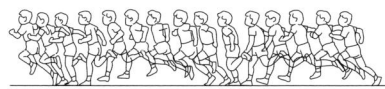

5歳8カ月（男子）走速度 4.78m/秒

図55　幼児のランニングフォーム
走ることは，からだを地面から離すことからはじまり，
次第に前方への動きが大きくなる（宮丸，1976より）．

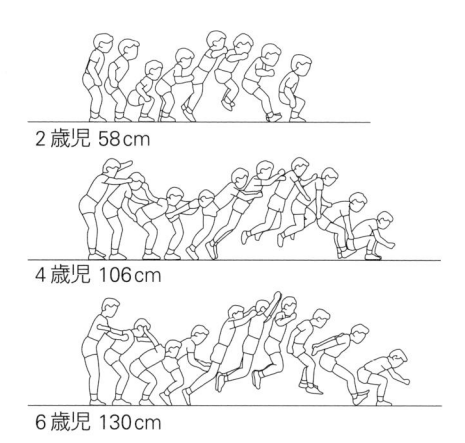

2歳児 58cm

4歳児 106cm

6歳児 130cm

図56　立幅跳びのフォームの発達
（宮丸，1976より）

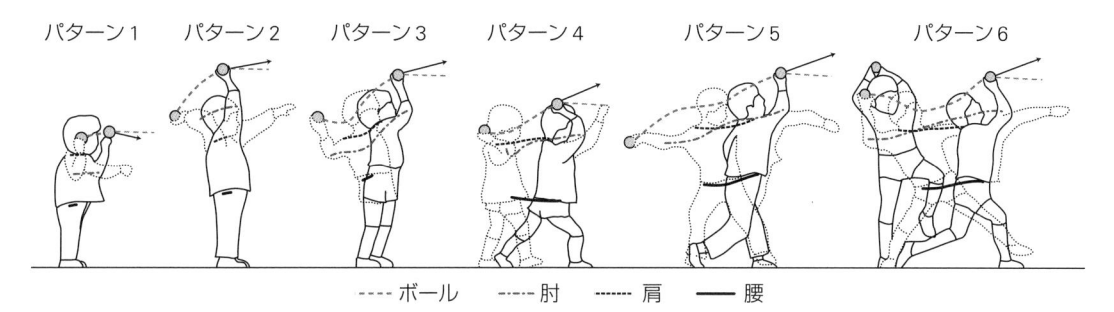

パターン1　パターン2　パターン3　パターン4　パターン5　パターン6

---- ボール　----- 肘　------ 肩　―― 腰

図57　幼児の投動作の典型的な6つのパターン（宮丸，1980より）

（2）走る

走る動作には，両脚支持期がなく，同時遊脚期が存在する．1歳半頃に初歩的な走る動作がみられるが，ピッチが遅く，歩幅も短い．2歳を過ぎると，走る動作は加齢とともに急速に上達し，6～7歳頃までには，成人の走り方にかなり近づく（図55）．

（3）跳ぶ

跳ぶという動作は2歳頃から可能となる．立幅跳びでは，2歳で58cmだったものが6歳で130cmと成長に伴って2倍以上跳べるようになる．これは踏み切りの瞬間での各関節の伸展の増大と着地時のからだの前傾の増大が増すことによる．そして7～8歳頃までに動作パターンはほぼ完成する（図56）．

（4）投げる

投フォームの発達過程を動作パターンからみると，2～4歳ではステップせず，おもに上体の前後方向の動きのみによるが，6歳半を過ぎると男子では左足が踏み出され，体幹部の回転と腕の内転による投

球動作が可能になる（図57）．また，投能力においては男女差が顕著である（図58）．これは，神経・筋系の機能に性差があるのではなく，社会的，文化的影響からくる投動作に対する親しみ方（学習の機会の多少）の性差によるものと考えられる．

次に，走，跳，投の発達をみるために，50m走（平均速度），立幅跳び，垂直跳び，ソフトボール投げの4種目の発達経過を図59A～Dに示す．

男子では，50m走，垂直跳び，立幅跳びの最大値は17～18歳で，ソフトボール投げは20歳で認められる．一方，女子では，4

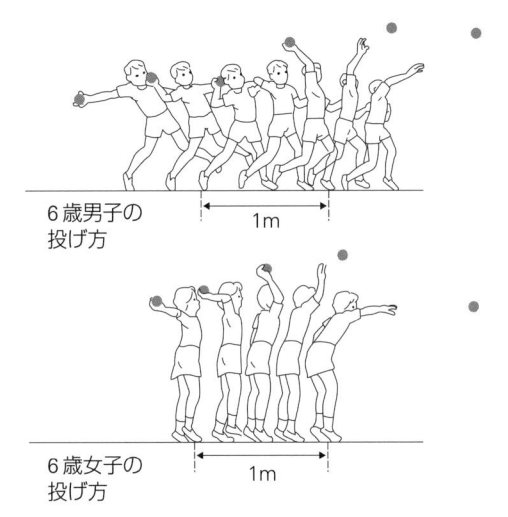

図58 6歳の男子と女子の投げ方の比較
（角田，1978より）

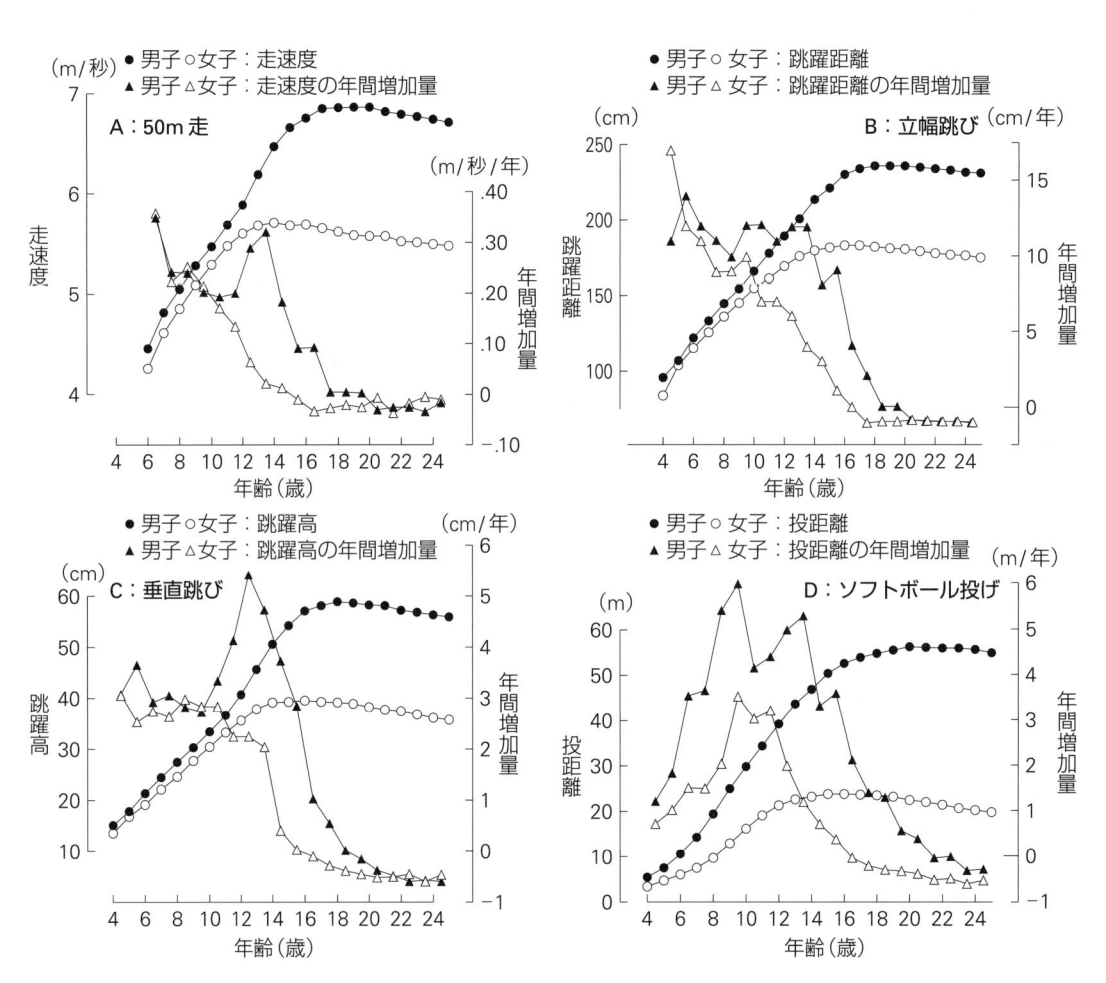

図59 走，跳，投の発達と年間増加量（高石ら，1996より）

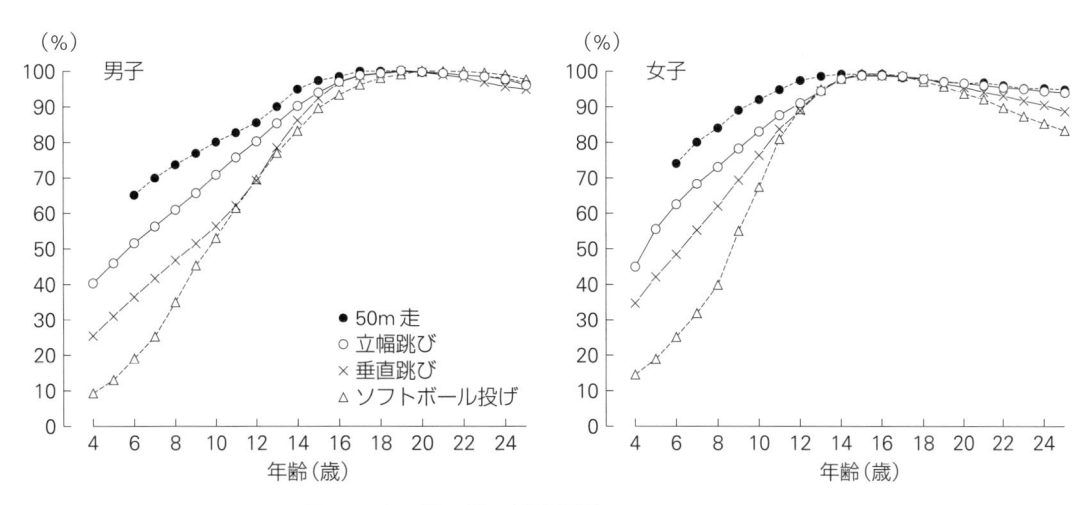

図60 走，跳，投の発達経過 (高石ら，1996より)

種目とも15〜16歳で最高に達することがわかる．また，思春期スパートは，男子で50m走と垂直跳に，女子でソフトボール投げに認められたが，他の種目については認められなかった．これは，身体運動が複雑で，巧みさの要素がより多く含まれているためと考えられる．

図60は，各種目の能力の最高値を100％とし，それらの発達過程を示したものである．図から明らかなように，男女ともソフトボール投げの伸びが一番大きく，続いて垂直跳び，立幅跳び，50m走の順となっている．思春期における体重の増加が種目によって影響すると考えられる．

4) 成長期の年齢に応じたトレーニング

力強さ，ねばり強さ，力強さの持続力，動作の習熟過程の発達過程を踏まえたうえで，宮下 (1995a) は，年齢に伴ってどのような運動に取り組むべきかをまとめている (図61)．

① 11歳以下：動きの調整をつかさどる主体である神経系の発達は，10歳までにほとんど完了してしまうので，さまざまな動き方，身のこなし方は11歳までに体得することが望ましい．この時期は，いろいろな動作に挑戦し，スマートな身のこなしを獲得する時期である．

② 12〜14歳：11歳までにそれぞれのスポーツに必要な身のこなし方の基本を正しく体得していれば，次に12歳頃から，呼吸・循環器系の向上を図るように指導を行う必要がある．脳・神経系の発達が完成する頃から筋肉の発達も顕著になるが，しかし未だ，体格の発達が完全でないので筋力トレーニングをしても向

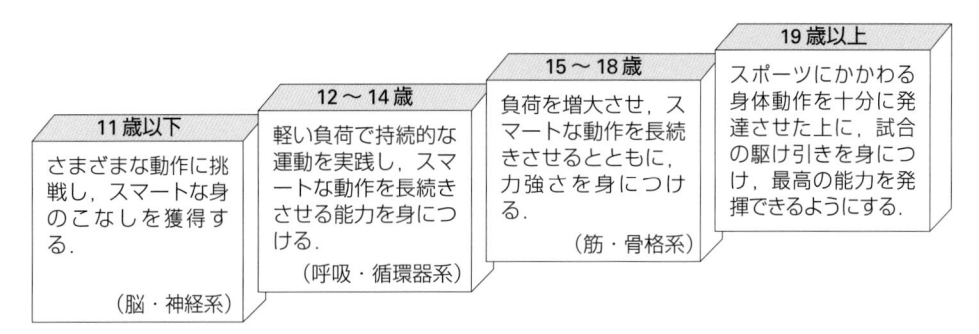

図 61　年齢に応じたスポーツに必要な諸能力の発達（宮下，1995a より）

- 11 歳以下：さまざまな動作に挑戦し，スマートな身のこなしを獲得する．（脳・神経系）
- 12～14 歳：軽い負荷で持続的な運動を実践し，スマートな動作を長続きさせる能力を身につける．（呼吸・循環器系）
- 15～18 歳：負荷を増大させ，スマートな動作を長続きさせるとともに，力強さを身につける．（筋・骨格系）
- 19 歳以上：スポーツにかかわる身体動作を十分に発達させた上に，試合の駆け引きを身につけ，最高の能力を発揮できるようにする．

上はあまり期待できない．むしろ呼吸・循環器系の発達を図り，スマートな動作を長続きさせる能力を身につけさせる方が先決である．

③ 15～18 歳：この時期は，体格の発達がほぼ完成し，筋肉の発達も顕著になる．さらに，呼吸・循環機能も急速に発達してくる時期でもある．したがって，本格的にスポーツに必要な能力を鍛えるため，ハードなトレーニングの実施が可能となる時期である．

④ 19 歳以上：陸上競技や水泳競技という一見単純ともみえる競技においても，勝負をかける戦術がある．この時期は，スポーツにかかわる身体動作を十分に発達させたうえに，試合のかけひきを身につけ，最高の能力を発揮できるようにする時期でもある．

2．老年期の運動

多くの人は 30 歳の後半から体力の衰えを感じ，40 歳半ばになると「老い」を自覚するようになる．勝負の世界で戦い抜いてきたスポーツ選手が，報道陣に向かって引退を表明する時，よく使う言葉に「体力の限界を感じ，引退を決意しました」がある．いくら優秀なスポーツ選手であっても，年齢とともに体力は低下し，身体機能は衰えてくる．したがって，そのスポーツ続けるうえでの技能も低下し，やがて現役を引退する時期がやってくる．

しかし，体力の低下や身体機能の衰えは一般の人のそれらと較べると，はるかに少ない．このことは，スポーツや運動を定期的に実施することによって，体力低下をある程度食い止めることが可能であることを示唆する．しかし，高齢者に必要な体力は，スポーツで高いパ

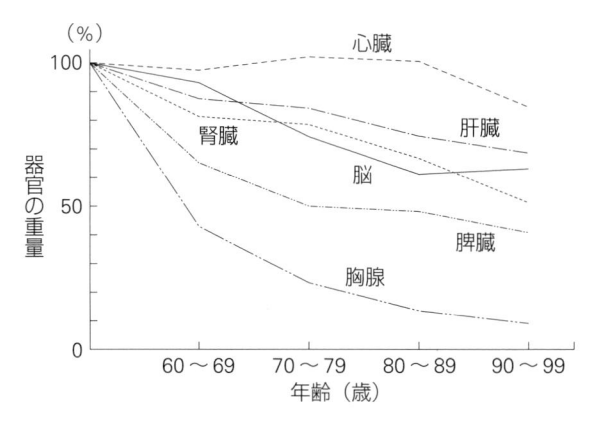

図 62　加齢に伴う臓器重量の変化（今掘，1993 より）

フォーマンスを発揮するうえで必要な体力よりも，健康で日常生活を営むために必要とされる体力である．したがって，生活関連体力の向上を目指す必要がある．運動の実施に当たっては，中年すぎの運動の原則を守り，オーバーワークにならないような配慮が必要となる．さらに，老年期の特徴をよく理解しておくことが大切である．

1) 老化の特徴

Strehler (1977) は，老化の基本的な特徴を次のように説明している．

第一は「普遍性」で，老化は人により遅速の差はあるが不可避のものである．第二は「内因性」で，老化は環境因子により影響は受けるが基本的には本来遺伝因子により規定されている過程である．第三は「進行性」で，老化は時間の経過とともに起こり不可逆的である．第四は「有害性」で，老化とともに起こる変化は生体にとって有害となる．

したがって，老化はすべての人々に共通に存在する加齢に伴って徐々に起こる退行的変化で，その変化は環境よりも遺伝によって強く影響を受け，最終的に生体にとって有害となる現象といえる．そして，老化現象が現れるのは，個々の細胞の機能低下が原因で，分裂能力の低下により，全臓器の実質細胞はその数が減り，臓器の重量が軽くなる（図 62）．しかし，臓器の重量減少（臓器萎縮）の程度は臓器によって異なっていることが明白である．胸腺は青年期にすでに縮小しているが，免疫機能は高齢になっても日常生活には支障なく暮らせるように維持されている．肝臓や脾臓，腎臓等は減少の程度は比較的大きいが，脳ではその程度は少ない．心臓は例外的に老年者の方が若年者より重くなっている．これは動脈硬化や高血圧によって心臓の負担が増し，肥大を促した結果によると考えられる．

これらの結果として，からだの働きに次のような変化が起こる．

(1) 老化の基本的現象

① 予備力の低下：予備力とは，日常的に用いる能力と危機に直面したときに発揮される能力との差をいう．この能力は老化によって顕著に低下する．たとえば，平地を歩いている時には支障がないが，地下鉄や病院の階段を上がると心臓の鼓動が激しくな

り，若い時のように一気に駆け上がることができなくなる．

② 回復力の低下：若い時は少々の睡眠不足や徹夜の作業が続いたとしても，一日ぐっすりと睡眠をとれば疲労は回復したが，年を取ると徹夜作業や睡眠不足が続くと疲労がたまり，体調を崩すことがある．

③ 防衛反応の低下：病気に対する抵抗力の低下を意味する．からだの免疫力の低下は，風邪やインフルエンザ等の感染症を引き起こしやすくなる．

④ 適応力の低下：暑さ寒さの環境の変化，騒音や振動等の物理的条件にからだを適応させるのを困難にさせる．適応力の低下は，運動による生体機能の改善の効果を少なくする．

（2）老化現象は個人差が大きい

宮城（1982）は，フランスの生理学者 Lecomte de Nouy（ルコント・ドュ・ヌイ）の研究を引用して，老化の程度を評価するためには生理的年齢の個人差を重視する必要性のあることを指摘した．すなわち，ルコント・ドュ・ヌイは次のような事実の存在を耳にした．「第一次世界大戦のとき，負傷した兵士を治療したフランスの軍医の中に，傷のなおりかたについて，面白い事実に気づいた人があった．30歳の兵士は20歳の兵士よりも傷のなおり方が遅く，35歳の兵士より傷のなおり方が速いが，同じ30歳でも若々しくみえる人では，年とってみえる人よりも，'なおり'が速いというのだった」．そこでルコント・ドュ・ヌイは，暦年齢は同じでも傷のなおり方は個人によって異なり，速い人ほど生理的年齢は若く，反対に遅い人ほど生理的年齢は年をとっているという事実を認め，生理的年齢の測定の重要性を指摘した．また，宮城は，生理的年齢の個人差は，高年になるほど大きくなり，一定の暦年齢に対応する生理的年齢の幅は開いていくことを示唆した（図63）．このように個人の老化の程度を暦年齢のみで推定することには無理がある．

2）加齢に伴う体力の低下

成長期の運動で述べたのと同様，運動を行う際に必要な3つの要

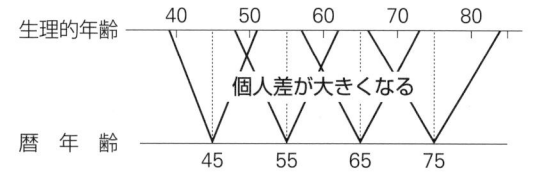

図63 加齢に伴う生理的年齢の個人差の拡大（宮城，1982 より）

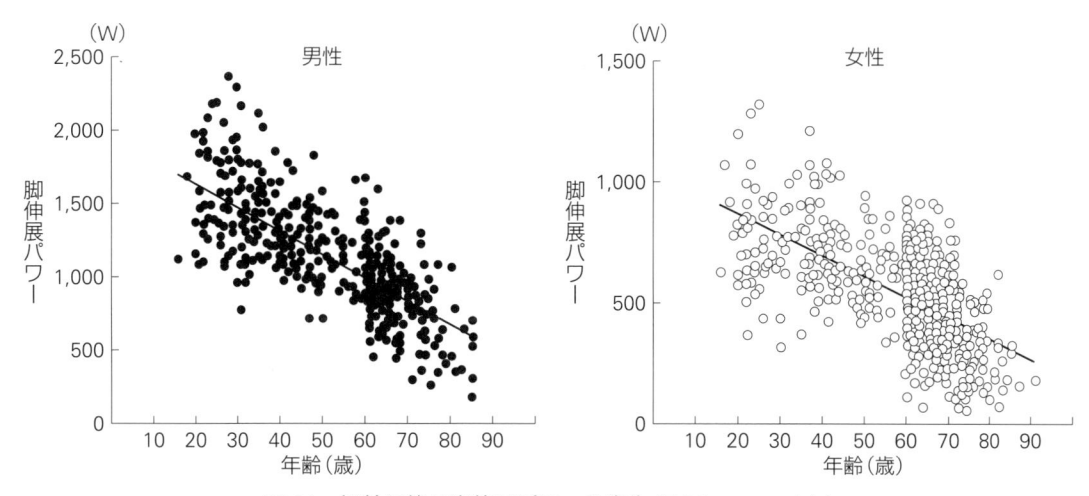

図64 加齢に伴う脚伸展パワーの変化（宮下，1995bより）

素,「大きな力が出せること（力強さ）」「スタミナがあること（ねばり強さ）」「身のこなしが巧みであること（動作の習熟）」の視点から体力の低下について概説する．

(1) 力強さ

最大筋力は男女とも筋肉の横断面積が通常最大となる時期，すなわち20歳と30歳の間で現れる．その後，大部分の筋群で次第に低下がみられる．その低下率は，静的筋力発揮運動よりも動的筋力発揮運動で大きい．また，上肢よりも下肢の筋力の低下が顕著である．図64は，加齢に伴う脚伸展パワーの変化を示したものである．男性の場合，20歳代前半の平均パワーはおよそ1,700Wであったのが，50歳代後半で約1,300W近くとなり約25％の低下を示した．女性では，20歳代前半の平均パワーはおよそ900Wであったのが，50歳代後半で約600W近くとなり約34％の低下を示した．この図は，老化は"脚から"とよくいわれる根拠を示している．女性の脚伸展パワーの低下が，男性のそれよりも大きいのは活動量が少なくなるためであろう．

(2) ねばり強さ

個人のねばり強さの程度は，最大酸素摂取量で評価される（図65）．男性は，20歳代で平均2.6L/分であったが，70歳では1.7L/分になり，約35％の低下を示した．女性では，20歳代で平均1.8L/分であったが，70歳では0.9L/分になり，約50％の低下を示した．

このように最大酸素摂取量は加齢に伴って顕著に低下するが，日常生活を支障なく送るうえで，高齢者にとって最低どの程度の酸素摂取能力を必要とするのであろうか．われわれが他人の介助を要せ

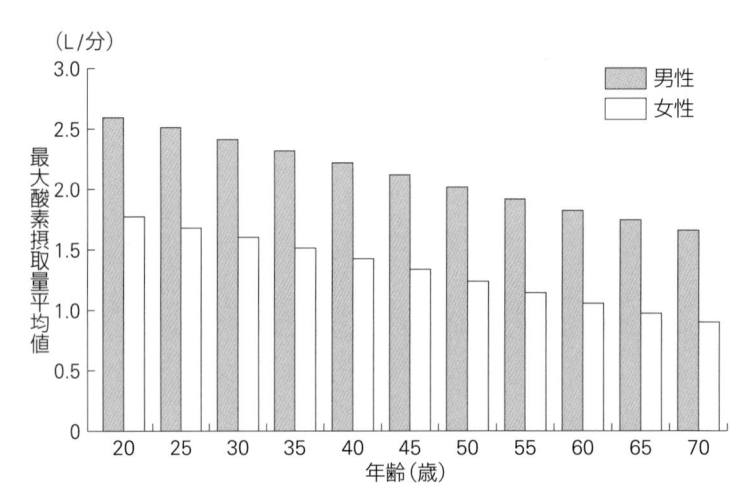

図 65　加齢に伴う最大酸素摂取量の低下（小林，1985 より）

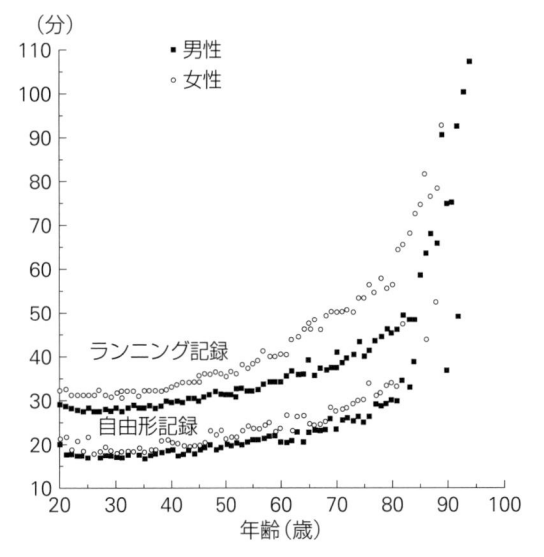

図 66　加齢に伴う競技力の低下
（Tanaka と Higuchi，1998 より）

ずに立ったり，座ったり，歩いたりという普通の日常生活を送るためには，最低 12〜13 mL/kg/分くらいの酸素摂取量が必要であると考えられている．したがって，健康で活動的な生活を送るためには，その 1.5 倍以上の最大酸素摂取量（20 mL/kg/分）を保持していることが望まれる．

（3）スポーツの競技成績

　動作の習熟の視点から，ここではスポーツの競技成績の加齢変化についてみる．スポーツでよい成績を収めるためには，そのスポーツに必要な基礎体力とスキルを身につけていることが必須となる．一流選手は，当然，動作の習熟を通して必要なスキルを身につけていると考えられる．高齢者で競技生活を続けている人は少ない．ここでは個人で活躍が可能なマスターズ陸上競技大会と水泳競技大会で得られた資料から，加齢に伴う競技成績の低下をみることにする．

　図 66 は，全米マスターズランナーの 10 km レースとマスターズスイマーの 1,500 m 自由形の最高記録を年齢ごとに示したものである．競技記録は，両種目で男女とも 20 歳代が最高で徐々に低下していく．60 歳くらいから低下の割合は急速になる．このことは 60 歳くらいを境として基礎体力は急速に低下することを意味する．

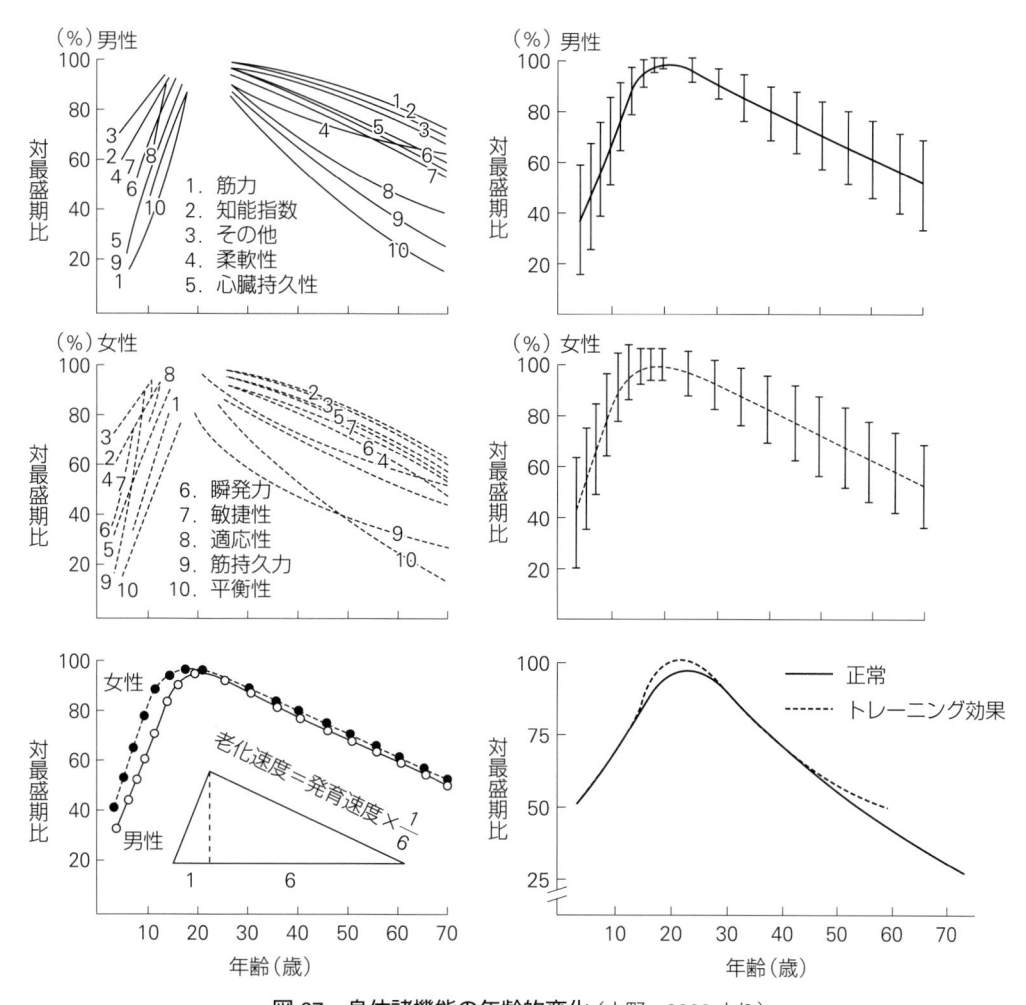

図 67　身体諸機能の年齢的変化（中野，2000 より）

　上記のように，高齢者の体力（力強さ，ねばり強さ，動作の習熟）は，加齢に伴って顕著な低下を示す．では，その他の身体機能はどのようになっているのであろうか．

　図 67 は，ヒトの生理的諸機能の加齢変化を示す．図では，各生理機能の最高値が 100％になるように各年齢時の身体機能の平均値を相対値として表されている．上段が男性，中段が女性，左側が機能別の平均値を，右側がそれらすべてを平均したもの，下段の左に両者を合わせたものを示した．図から明らかなように，約 20 歳の最盛期を過ぎると男女差はほとんどなくなり加齢とともに低下する．そして老化速度は発育速度の約 1/6 と推察される．中野（2000）は，トレーニングによるヒトの身体機能の改善を期待し，この図の下段の右のような図を作成している．発育期の学童が，もし 15～16 歳でトレーニング

```
1. 酸素の運搬・供給の効率を高め，
   最大酸素摂取量を増大させる（ス
   タミナがつく）．
2. 心臓拍出効率を向上させる（心臓
   の働きをよくする）．
3. 筋肉と血管の緊張度を改善し，血
   圧を低下させる．
4. 脂肪太りから，脂肪の少ない筋肉
   質のからだにかえ，身体を強健に
   する．
5. 疲労の回復が早くなる．
6. 器官機能の早期老化を押さえる．
7. 多くの病気や障害に対する防衛体
   力を高める．
8. 日常生活のストレスに一層よく耐
   えられるようになる．
```

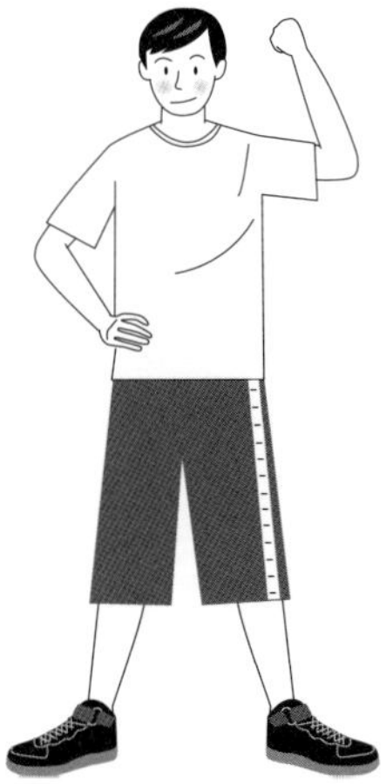

図 68　運動の効果（中村と藤木，1985 より）

を実施したとすると，点線で示したように 100％を超える能力の向上が期待される．さらに，もし老化現象が目立つようになる 44～45 歳でトレーニングを実施したとすると，点線で示したようにその傾斜角が緩やかになり，老化スピードは遅くなることが期待される．

3）運動の効果

運動を積極的に実践していくことの意義は，健康と体力の保持・増進を図ることにある．運動がからだに及ぼす効果としては，一般的に，図 68 のように要約できる．この図から明らかなように，運動は，持久力や筋力を中心に体力を高め，肥満，高血圧，糖尿病に代表される生活習慣病を予防し，心身の老化現象を遅らせ，日常生活のストレスを緩和する働きをもっている．しかし，中高年になると，1 日に 10～30 分の体操や急歩を続けたからといって，すぐに体力がついたり，身体の機能が改善されるというものではない．しかし，自覚的効果は日を追うごとに表れてくる．図 69 は，フィットネスクラブで 1 年以上継続して運動を行っている者に対して調査された運動前，運動 6 カ月後，運動 1 年後の自覚症状の変化を示したものである．明らかに自覚症状は病的なものから健康的なものへと変化していることがわかる．

4）中高年期の年齢に応じた運動

（1）20～30 歳代

この時期はからだの発育や体力の発達も完成し，人生の中で身体的

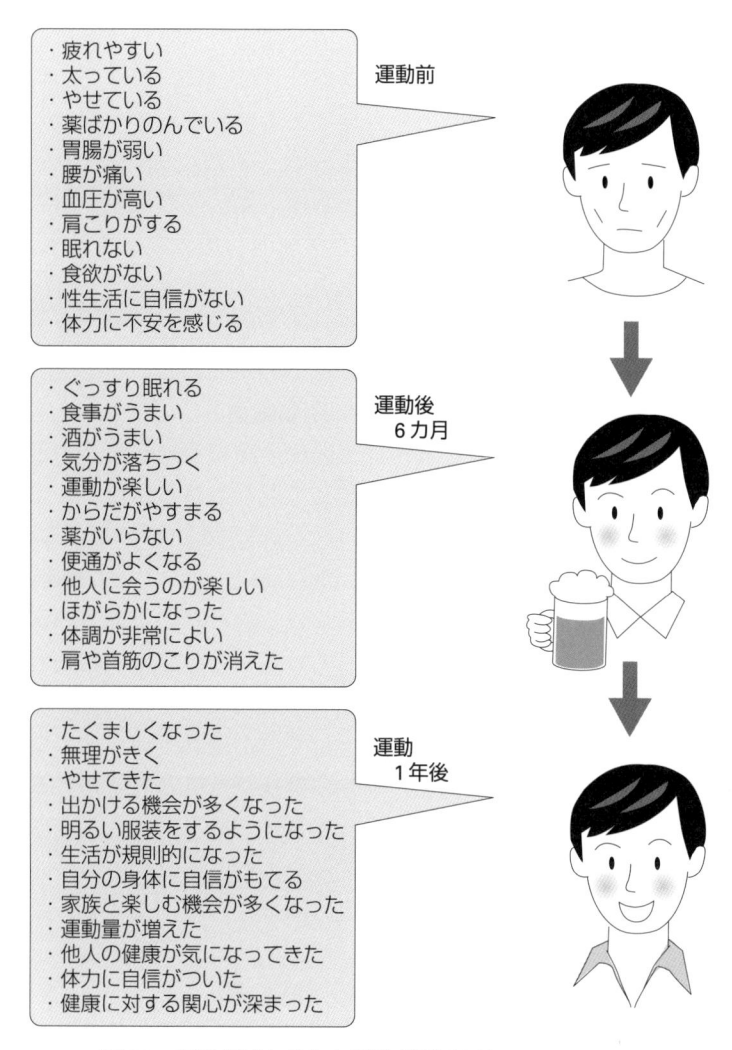

運動前
・疲れやすい
・太っている
・やせている
・薬ばかりのんでいる
・胃腸が弱い
・腰が痛い
・血圧が高い
・肩こりがする
・眠れない
・食欲がない
・性生活に自信がない
・体力に不安を感じる

運動後 6カ月
・ぐっすり眠れる
・食事がうまい
・酒がうまい
・気分が落ちつく
・運動が楽しい
・からだがやすまる
・薬がいらない
・便通がよくなる
・他人に会うのが楽しい
・ほがらかになった
・体調が非常によい
・肩や首筋のこりが消えた

運動 1年後
・たくましくなった
・無理がきく
・やせてきた
・出かける機会が多くなった
・明るい服装をするようになった
・生活が規則的になった
・自分の身体に自信がもてる
・家族と楽しむ機会が多くなった
・運動量が増えた
・他人の健康が気になってきた
・体力に自信がついた
・健康に対する関心が深まった

図69　自覚症状からみた運動効果（中村と藤木，1985より）

にはもっとも充実した時期である．人生80年の時代を健康で活力あるかたちで生き抜くため，若い間に体力を鍛えておくことが必要である．鍛えがいのあるこの時期に，自ら進んで筋力，パワー，持久力等の基礎体力の向上を図り，体力的に余裕をもった生活が送れるようにする必要がある．

　自分に適したスポーツを選び一生の伴侶として生涯その運動を続けていけるようにするのがこの時期である．どのようなスポーツ種目においても挑戦が可能である．

(2) 40〜50歳代

　壮年期は，働き盛りと子育てで，人生の中でもっとも忙しい時期である．日頃から，運動を行う機会が少なくなった中年者は，肥満，高

血圧，糖尿病等の生活習慣病の危険因子が日増しに増える．したがって，一念発起し運動を行う場合は，からだの状態を考え，無理のないような運動の仕方を考える必要がある．特に，人によっては運動が禁忌となる場合もあるので，メディカルチェックを受けて運動の可否を確認しておく必要がある．生活習慣病の予防のための具体的な運動種目としては，速歩や水泳の有酸素運動を比較的長時間（1時間以上）続けることが望まれる．この他にも，大筋群の筋力低下を防ぐため，下肢筋群が強い力を発揮するようなレジスタンストレーニングを運動の中に取り入れることが必要である．

(3) 60～74歳（前期高齢者）

運動の必要性は，国民の間に浸透しつつある．その結果，多くの高齢者が歩行を運動として取り上げる意識が芽生え，実際に運動習慣をもつ人の数は約40％にも達する．この割合は壮年者の約20％と比べかなり多い．しかし未だ60％ほどの人は運動習慣をもたない．

加齢と運動量の減少は，からだの予備力の減退を招き，活動意欲を減少させるといわれている．その結果，高齢者にとって，運動が必要なのは，身体機能の老化を防ぎ日常活動を支障なく行えるようにする点にある．運動としては，運動を発現する筋機能の保持，間接可動域の確保，神経系への刺激が適当と考えられる軽体操，ストレッチング，リズムエクササイズ等が適当と考えられる．ただし，身体機能の老化現象がかなり進んだ人が多いと思われるので，これから運動をはじめようとする場合，漸進性の原則を守り，徐々にからだを慣らせる必要がある．

(4) 75歳以上（後期高齢者）

後期高齢者は個人差が大きく，体力や運動能力に顕著な差が認められる．したがって，元気に運動することが可能な人は軽い運動（歩行やゲートボール）を継続すればよい．体力や運動能力に衰えを感じる人も，運動を止めずにできる範囲で軽い運動を続けることが望まれる．「健やかに老いる」ためには，自分のことは自分でするという生活関連体力の保持が必要である．

図70は，柴田（1994）によって提案された新しい老化のモデルである．昔は，多くの人々は古い老化のモデルのように年をとると信じていた．このモデルに従うと，人間は長生きすればするほど老化が進行し，病弱になる．つまり，高齢になればなるほどからだの

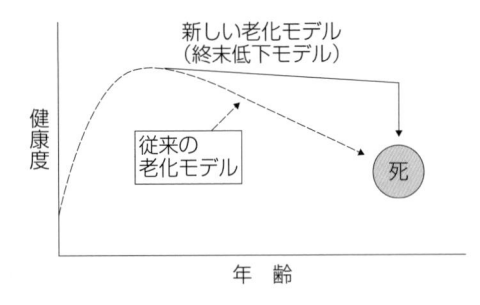

図70　新しい老化モデルと古い老化モデル
（柴田, 1994より）

弱った期間が延長し，病気で苦しむということになる．しかし現在は，医療の進歩や公衆衛生の普及，栄養状態の改善，個人の健康の保持・増進に対する努力によって平均寿命が延長し，年をとっても健康な人がどんどん増えている．その結果，人間の老化は新しいモデルのような様式で進むと考えられる．すなわち，生存中は生活に支障のないように生理的諸機能は維持されており，死の直前で老化が進むようになる．柴田は，このような老化の様式を「終末低下」と名づけている．このモデルに従えば，人間が長生きになることは，弱った期間の延長ではなく，健康な期間の延長を意味する．ただし，個人個人が自分の健康を保持・増進しようとする努力がなければこのモデルに示すような生き方は無理である．「健やかな長寿」を願うならば，適切な栄養と適度な運動を欠くことができない．

7章 メディカルチェック

　今日，多くの人々は健康向上のため，運動・スポーツを楽しんでいる．性・年齢を問わず，市民スポーツへの参加が盛んになってきた．しかし，これらの人々は，もっとスポーツとかかわりの深い"スポーツ医学"に関心をもつべきであると考える．多くの研究者は，スポーツ医学はスポーツ障害を管理するための医学と定義するが，スポーツ医学自身，幅広い要素を含む．スポーツ医学は，運動（エクササイズ）の医学，あるいは，エクササイズをする個人のための医学と定義することができる．

　メディカルチェックとは，スポーツ医学に基づき，運動をすることを前提とした総合的健康診断である（黒田ら，1995）．

1. メディカルチェックの重要性

　健康の保持・増進のためには適度な身体活動が必要であり，現代社会における運動・スポーツの意義はますます高まりつつある．運動・スポーツを行う目的は人によりさまざまである．しかし，運動の身体に及ぼす影響は，個々の身体条件や環境条件によっても異なり，行い方によっては障害が発生することもある．たとえば，市民マラソンや健康の保持・増進のために行ったジョギング中に，心臓麻痺で急死した事故が報告されることがある．もし，事前に心疾患の危険性についてメディカルチェックが行われていれば，この事故は防ぐことができたかも知れない．

　スポーツのメディカルチェックとは，スポーツ中に発生する事故を防止し，スポーツを楽しく，安全に参加できるように，医学的にスポーツ参加者の健康状態を確認し，指導することである（村山，2002）．つまり，メディカルチェックを行い，運動可否を判断するための危険因子を，また，生活習慣病の危険因子を判定することが重要である．そして，それらの判定結果を運動処方に反映させることが

重要である．中高年者の多くは，長年の運動不足や生活環境の変化によって，からだのどこかに異常をもたらしている場合が多い．メディカルチェックなしに，急激に運動を試みることは非常に危険である．

2．メディカルチェックの目的

"メディカルチェック"の目的は，運動を前提とした総合的健康診断である．その目的は，主として次の3つを事前に発見し，指導する点にある（黒田ら，1995）．
① 運動からくる事故の予測：健康状態を検査し，潜在的な危険因子（異常や疾患）を早期発見する．そして，運動の適否や効果を判定，指導する．
② 個人の身体的・精神的特性や特徴の把握：性，年齢，生活習慣に対応した個人の健康状態を診察し，その結果を運動処方に反映する．そして個人にもっとも適した運動プログラムを作成する．
③ 骨・関節・筋・腱等の運動器がスポーツ活動等を行ううえで十分な機能を発揮しうるか：これを静的・動的に診断し，スポーツ障害の予防につなげる．

3．スポーツ中の突然死

スポーツ中に起こる突然死．これは，頻繁に発生するものではない．しかし，スポーツにかかわり，健康の保持・増進を導く指導者にとっては大きな問題であり，未然に防ぐ可能性について探索すべきである．突然死の原因の多くは心疾患と関連しているが，この障害発生率は運動中に上昇する．

表23は，スポーツ中に起こった突然死の原因を示したものである．この表は，1984年から5年の間にスポーツ中に突然死し，東京都監察医務院で解剖され報告された645名の資料から作成された（村山ら，1992）．死因別では心疾患が圧倒的に多く，全体の70％以上を占めている．

突然死の原因は，アスリートの年齢によって変わる．この年齢は，35歳以下と35歳以上の2つの年齢層に分けることができる（BrunknerとKhan，2002）．若年者の多くの突然死の原因は，先天的な心臓の構造障害（肥大型心筋症：著しい心筋線維の配列異常を伴

表23 運動中の突然死の原因（村山ら，1992より）

	0〜39歳	40〜59歳	60歳以上	全体
虚血性心疾患	20	61	58	139
その他の心疾患	37	3	4	44
大動脈瘤破裂	1	2	6	9
脳血管系疾患	15	21	15	51
呼吸器疾患	5	1	1	7
急性心不全	193	78	62	333
不詳	5	0	0	8
その他	25	0	1	26
急性心機能不全	31	0	0	31
合計	332	166	147	645

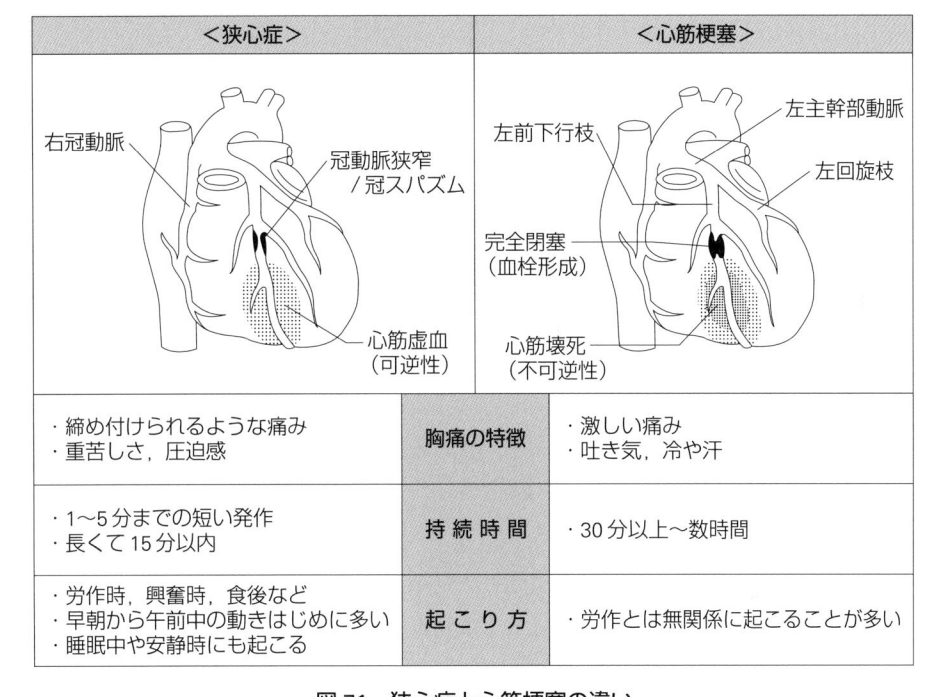

<狭心症>		<心筋梗塞>
・締め付けられるような痛み ・重苦しさ，圧迫感	胸痛の特徴	・激しい痛み ・吐き気，冷や汗
・1〜5分までの短い発作 ・長くて15分以内	持続時間	・30分以上〜数時間
・労作時，興奮時，食後など ・早朝から午前中の動きはじめに多い ・睡眠中や安静時にも起こる	起こり方	・労作とは無関係に起こることが多い

図71 狭心症と心筋梗塞の違い
（健康・体力づくり事業財団「健康運動指導士養成講習会テキスト」2001より）

う心室中隔や左室壁の肥厚．自由壁より中隔に肥厚が強いため左室流出路の狭小化と，流出路の圧較差を生じる．拡張期のコンプライアンス（伸展性）が損なわれる）である．また，35歳以上の多くの突然死の原因は，冠状動脈性心疾患による．冠動脈は大動脈の起始部から発して，左右の冠動脈に分かれた後，それぞれが心臓を冠状に取り巻いており，その欠点は起始部が動脈硬化を起こしやすい点にある．この疾患は，冠動脈粥状硬化ないし冠動脈スパズム等が原因で心筋に壊死や虚血を起こす疾患をいう．その代表として，心筋梗塞と狭心症が

表24 年代別スポーツ種目と突然死の発生数（村山ら，1992より）

順位	0〜39歳		40〜59歳		60歳以上		全体	
1	ランニング	114	ゴルフ	41	ゲートボール	44	ランニング	165
2	水泳	58	ランニング	33	ゴルフ	40	ゴルフ	87
3	サッカー	24	水泳	14	ランニング	18	水泳	80
4	野球	21	スキー	12	登山	11	ゲートボール	45
5	体操	16	登山	11	水泳	8	登山	37
					ダンス	8		
6	バスケットボール	15	野球	10	テニス	7	野球	32
	登山	15						
7	スキー	10	テニス	8	体操	3	スキー	23
8	テニス	7	卓球	6	剣道	2	テニス	22
			剣道	6	競歩	2		
9	ラグビー	6	ダンス	3	弓道	1	体操	19
	バレーボール	6	バレーボール	3	ハングライダー	1		
					スキー	1		
					野球	1		
10	柔道	5	バドミントン	2			バスケットボール	15
その他		35		17				
合計		332		166		147		645

あげられる．心筋梗塞は冠動脈閉塞による支配領域の部分的壊死をいう．狭心症は冠動脈狭窄ないしスパズムによる一過性心筋虚血で，胸痛等，特有の胸部症状を呈する症候群をいう（図71）．

表24に，スポーツ種目別の年代別突然死発生数を示した（村山ら，1992）．スポーツ種目別では，ランニングがもっとも多く全体の約25％を占め，次いでゴルフ，水泳が多い．この種の突然死は，事前にメディカルチェックを行うことによって発生頻度を減少させることができる．また，60歳代で，ゲートボール，ゴルフで突然死が多いが，これはゲート上の攻防やグリーン上のパターの動きによって精神的緊張を強いられたため，プレー中に狭心症を引き起こし，冠状動脈の血流が極端に悪くなり，そのために血栓ができ，心筋梗塞を誘発し，一命を失った場合が考えられる．

4．メディカルチェックの組み立て

メディカルチェックで行う内容と判断基準を図72に示す（川久保，1994）．最初に，問診による運動危険度の評価と安静時血圧のチェックを行う（問診で明らかにすべき項目とその説明については後述する）．問診から運動危険度が「なし」と判定された場合，体力測定を行い，その水準を考慮して運動処方を行う．一方，運動危険度が「あり」と判定された場合，血液・尿検査，胸部X線，安静時心電図，医

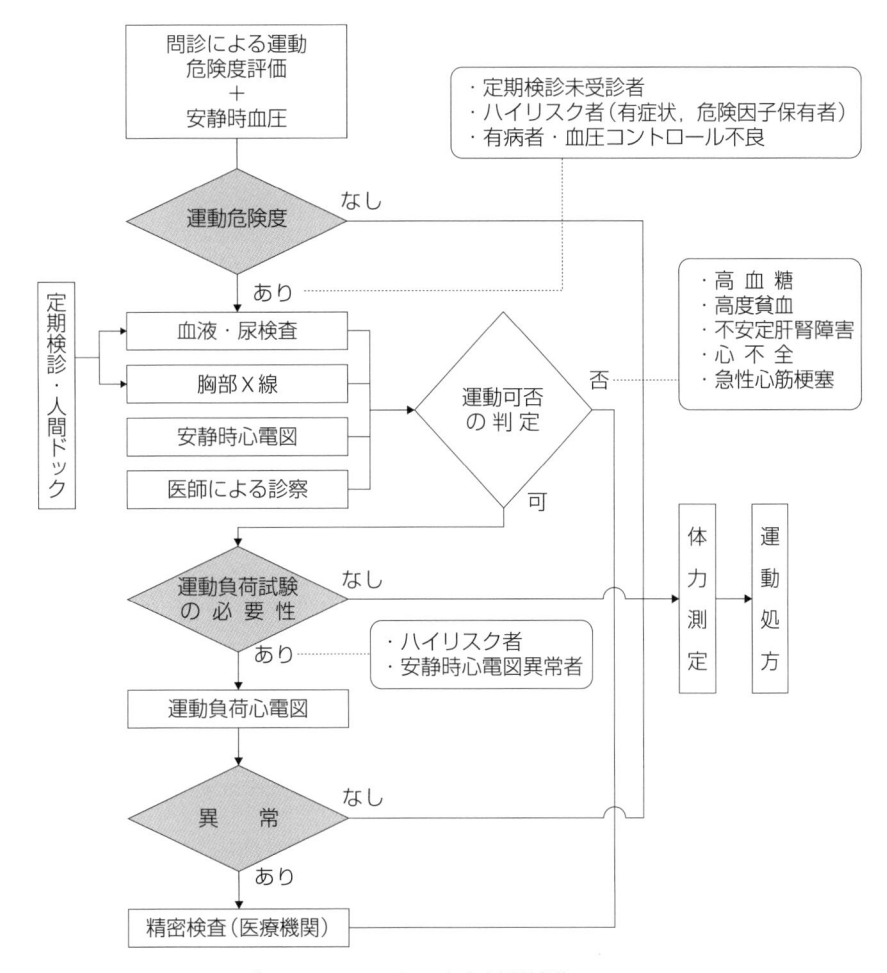

図72 メディカルチェックの内容判断基準(川久保, 1994より)

師による診察等について検査を受ける．血液・尿検査および胸部X線の判定には，メディカルチェック前の体調変化を認めなければ，過去3カ月以内の定期検診または人間ドックの受診検査成績があれば，上記検査の代用とすることも可能である．ただし，検査結果については，医師が直接確認したものにかぎる．これらの結果に基づき「運動可否」の判定を行う．運動可否の判定で「否」の場合，すなわち，高血糖や高度貧血，心不全，急性心筋梗塞と診断された場合には，医療機関で精密検査を受けるように指示する．運動可否の判定で「可」の場合は，次に運動負荷試験の必要性について判定を行う．その結果，「なし」と判定された場合，体力測定を行い，その水準を考慮して運動処方を行う．「あり」と判定された場合は，運動負荷試験を受ける．その結果「異常なし」と判定されれば，体力測定を行い，その水準を考慮して運動処方を行う．

表25　運動禁止徴候（村山，2002より）

1. **急性炎症性疾患**
   急性上気道炎など軽症疾患であっても禁止徴候に該当する．急性肝炎，急性腎炎，急性心筋炎，急性心膜炎ほか．
2. **管理不十分な慢性疾患**
   糖尿病，高血圧，甲状腺疾患，痛風ほか．
3. **重篤な疾患**
   急性心筋梗塞，不安定狭心症，重症心不全，重症弁膜症，解離性大動脈瘤，重症不整脈ほか．
4. **運動により病態の悪化をきたす疾患**
   拡張型心筋症，重症肥大型心筋症，肺高血圧・心不全を伴う先天性心疾患，慢性活動性肝炎，慢性腎炎ほか．

1）問　診

　運動の可否を判定するためには健康状態や運動歴を調べる必要がある．すなわち，既往歴および現在の健康状態を調べるとともに，過去にどのようなスポーツを行ってきたのか，また，これからどのようなスポーツを行いたいのかを調べる．これらの情報は，運動をこれからはじめる人の目的をしっかりと理解し，身体の健康状態を効果的に助長するための運動プログラムを作成するうえで役立つと考えられる（日本体力医学会，2002）．

　メディカルチェックでまず行うべきことは，運動禁止と考えられる疾患がないかどうかを確認することである（**表25**）．これらの疾患は，症状は安定していても運動によって悪化することがある．さらに，潜在性の疾患がないかを見極めることが大切となる．問診では現在の健康状態の確認，おもに心臓血管系を中心とした既往歴，また家族の中に心疾患で亡くなった者，現在心疾患を患っている者等の家族歴，さらに現在行っているスポーツに伴う症状の有無等を調査することが必要である．アメリカでは，運動のための自己診断表（PAR-Q）という問診表が使用されている（**表26**）．内容は既往歴としての心臓病と高血圧症，心臓病を示唆する自覚症状，骨・関節障害からなる．7項目の質問で，ひとつでも「はい」があれば，運動を行う前に医師と相談することが奨められる．

　問診によって，特に確認を必要とする項目とその内容
　① 家族歴：両親，兄弟姉妹，祖父母，あるいは両親の兄弟姉妹等の範囲の特異体質，疾病状況，死亡状況等を調べる．
　② 既往歴：本人の出生時の状況，幼児期の発育状況，既往疾患等を調べる．
　③ 生活歴：過去および現在の生活上の行動パターン（たとえば，

表26 PAR-Qによる問診（Thomasら，1992より）

```
PAR-Qは自己診断のためのものです．規則正しい運動は健康増進に役立ちます．あなたが生活の中で運動量を
増やそうと思う場合，PAR-Qに答えるのが賢明な第一歩です．
　運動によって障害を起こしては大変です．PAR-Qは運動を行ってはいけない人や，自分に適した運動の種類に
ついて，医師よりアドバイスが必要な人をみつけるためのものです．
　下の文章をよく読んで質問に答え，当てはまる方に（✓）をして下さい．

はい　いいえ
□　　□　　1．今まで，心臓に問題があるから，医師に許可された身体活動だけを行うように医師から
　　　　　　　　言われたことはありますか？
□　　□　　2．身体活動を行うと胸に痛みを感じますか？
□　　□　　3．過去1カ月の間に，身体活動中以外に胸痛がありましたか？
□　　□　　4．めまいのためにふらついたり，または意識を失うことはありますか？
□　　□　　5．身体活動を変化させることで悪化する可能性のある骨や関節の問題がありますか？
□　　□　　6．現在，医師から血圧や心臓の薬（たとえば利尿薬）を処方されていますか？
□　　□　　7．上記の質問以外に，身体活動を行えない理由がありますか？
```

1つ以上「はい」があった場合	すべて「いいえ」の場合
もし，最近医師に相談していなければ上記の質問の「はい」の項目について医師と相談してください．	徐々に強度を増すプログラムに参加し，体力検査を受けてください．
⇩	延期する ⇩
医学的検査の後で，運動の行い方について医師と相談してください．	感冒など，一時的な病気になった場合

喫煙，食習慣，心理的ストレスの状態等）を調べる．
④ 運動歴および身体の活動状態：過去における運動歴，その活動のレベル，最近の運動実施状態，さらに，運動以外のその人の日常生活における活動レベルを調べる．

2）血圧検査

　中高年では収縮期血圧が激しい運動ではかなり上昇する．これに対して拡張期血圧は運動時に下がる．しかし安静時では，収縮期血圧が100〜139 mmHgの範囲に，拡張期血圧が70〜89 mmHgの範囲に入る．収縮期血圧値が140 mmHgと拡張期血圧が100 mmHgを超えると高血圧とみなされる．特に，血圧コントロール不良の例（180／100 mmHg以上）では，血圧治療後の運動を勧めるのが望ましい．血圧検査はメディカルチェックのときだけでなく，運動前に毎回行うことを推奨する．

3）血液検査

　メディカルチェック前の体調に変化を認めなければ，メディカルチェックを受ける3カ月以内の定期検診や人間ドックで受診した時の

表27　おもな血液検査の項目と基準値

貧血検査	白血球	3,700〜8,000/mm^3
	赤血球	420〜550×10^4/mm^3
	ヘモグロビン	男性：13.5〜16.8（g/dL） 女性：12.0〜15.2（g/dL）
	ヘマトクリット値	男性：40〜48（％） 女性：34〜42（％）
肝　臓	GPT（ALT）	＜35（IU/L）
	GOT（AST）	＜40（IU/L）
	γGPT	＜40（IU/L）
	総たんぱく	6.5〜8.0（g/dL）
腎　臓	BUN	7〜24（mg/dL）
	クレアチニン	0.5〜1.2（mg/dL）
	尿酸	3.0〜7.0（mg/dL）
血清脂質	総コレステロール	140〜220（mg/dL）
	HDLコレステロール	40〜70（mg/dL）
	中性脂肪	40〜150（mg/dL）
	血糖（空腹時）	＜110（mg/dL）

注）：基準値は検査した施設によって異なるので，実施した施設の値を参照すること．
（健康・体力づくり事業財団「健康運動実践指導者テキスト」2005より）

検査成績で代用できる．特に，表27に示した項目が重要である．これらの基準値は病院によって少し異なる場合がある．しかし個人の検査結果が，これらの基準値を大きく逸脱する時，運動を行うことは好ましくないと判断される．空腹時血糖値200mg/dL，総コレステロール値280〜300mg/dL，中性脂肪400〜500mg/dLを越える場合，運動を実施する際には医師との相談を必要とする．また，高度の貧血，不安定な肝機能障害，腎機能不全等がある場合も同様である．

4）安静時の心電図検査

　心疾患の発見には，安静時心電図が有用であるが，その心電図が正常でも運動負荷試験を実施すると，心電図に異常がみつかる場合がある．したがって，安静時心電図が正常であっても心疾患があることを念頭におく必要がある．

5）胸部X線検査

　肺の異常，心拡大等を検査する．

6）運動負荷試験

　運動実施時における状態を安静時で測定した医学的診断で推定するのは困難である．そこで，運動実施の可否は運動負荷試験によらな

ければならない．運動負荷によって撮ることができる心電図は，潜在的な心臓病の早期発見や心臓の機能評価を行うことができ，運動前のメディカルチェックには必要な検査項目である（黒田ら，1995）．運動負荷試験には大きく分けて以下の2つの目的がある（McArdleら，2004）．

① 運動負荷中の心臓機能の異常の観察．
② 運動負荷中に起こる新陳代謝の上昇．その上昇から生理学的調整の評価．

運動負荷試験は，試験自体が運動を伴うので，負荷試験による危険が皆無ではない．そのため，負荷試験を受ける前には医師の診断が必要となる．アメリカスポーツ医学会では，負荷試験を行う前に必ず運動負荷承諾書をとるように勧めている．運動負荷試験中に，しめつけるような胸痛，胸内苦悶，著しい呼吸困難，心電図上ST降下，心室細動，AVブロック，脚ブロック，重症不整脈，異常な血圧の上昇等の状態があらわれた時には試験を中止する（中野，2001）．

運動負荷試験には，最大下テスト（submaximal test）と最大テスト（maximal test）がある．最大下テストでは，呼吸循環機能がフルに働かないので安全であるが，激しい運動状態での体力を直接知ることができない．最大テストでは正確な呼吸循環機能を知ることができるが，危険を伴う欠点をもつ．運動負荷試験としては，自動車エルゴメータテストとトレッドミルテストがよく行われる．

7）メディカルチェックによる総合評価

メディカルチェックでは，問診，血圧検査，血液検査，胸部X線検査，運動負荷試験に基づき，総合評価は次の4つの管理下に分類される（黒田ら，1995）

① 運動プログラムに参加の可否
② 医学的な管理下，運動参加の可否
③ 運動指導員の指導下で運動参加の可否
④ 制限のない運動参加の可否

以上，メディカルチェックに関して概説してきたが，要点は次のとおりである．①運動を行う前に身体の状態を知る必要がある．②メディカルチェックを行うことにより潜在性の疾病，後天的な疾病の発見・予防ができる．③また，このチェックに基づき，医学的管理下，運動指導員の指導下による運動参加の可否の判定にもつながる．④そのため，常に身体の状態を知ることが運動スポーツ参加において非常に大切である．

8章 障害者と運動

1. 障害とは

　障害を辞書で調べると「さまたげになること」または「心身の機能が十分に働かないこと」と書かれている．疾病や疾患という意味で使われる場合もある．しかし，ここで取り上げる障害は，内臓障害や呼吸障害といった疾病や疾患のように一過性や非固定性のものではなく，疾病や損傷の結果もたらされた永続性，固定性の状態のものを指す．たとえば，脊髄損傷による下肢麻痺や，脳性麻痺による運動機能障害等である．

　1975年，第30回国連総会決議において，障害者の権利宣言がだされた．その中で「障害者」という言葉は，先天的か否かにかかわらず，身体的または精神的能力の不全のために，通常の個人が，社会生活に必要なことを，自分自身では完全にまたは部分的にできない人のことを意味する．また，世界保健機構（WHO）が1980年に発表した「国際障害者分類」では障害を「機能的障害 impairment」「能力的障害 disability」「社会的不利 handicap」の3つに分類した（図73）．

機能的な障害 (Impairment)	能力的な障害 (Disability)	社会的不利 (Handicap)
・身体，精神などの一部の機能が失われている状態． ・形態異常や損傷レベルでとらえた状態． 例：疾病や事故が原因で下半身麻痺……医学的なアプローチ	・機能が失われたため，その機能に関係することができなくなった状態． 例：下半身が麻痺したため歩行が困難……車椅子，補装具などのアプローチ	・周りの条件が整っていないために，あることが達成できない状態． 例：働きたいが，エレベーターがないなどの職場の設備が整っていないため就職が困難……環境整備などのアプローチ

図73　WHO「国際障害者分類試案」による定義（高橋，2004）

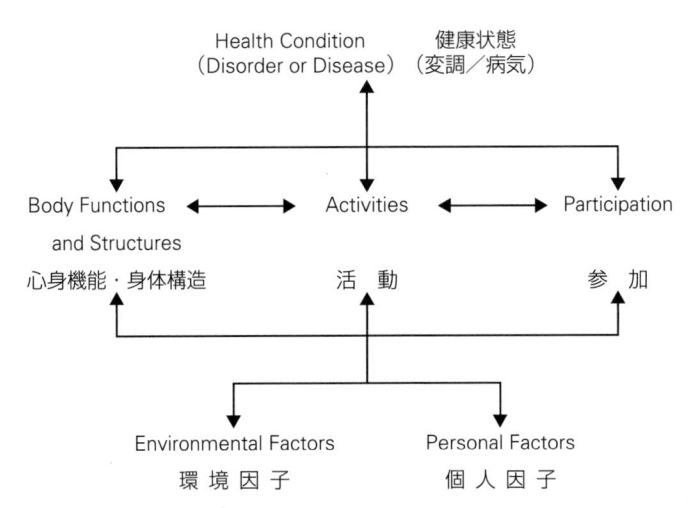

```
                Health Condition      健康状態
             （Disorder or Disease）  （変調／病気）
                         ↕
        ┌────────────────┼────────────────┐
        ↕                ↕                ↕
  Body Functions  ←→  Activities  ←→  Participation
  and Structures
  心身機能・身体構造      活　動            参　加
        ↑                ↑                ↑
        └────────┬───────┴────────┬───────┘
                 ↑                ↑
        Environmental Factors   Personal Factors
             環 境 因 子           個 人 因 子
```

図74　国際生活機能分類（ICF）の構成要素間の相互作用
（福祉士養成講座編集委員会，2003）

① 機能的障害とは，身体や精神の一部の機能が失われている状態をいう．
② 能力的障害とは，機能が失われたため，その機能に関する能力を発揮することができない状態をいう．
③ 社会的不利とは，周りの条件が整っていないため，あることが達成できない状態のことをいう．

　この国際障害者分類は2001年のWHO総会で改正され，名前も国際生活機能分類（ICF）となった．この分類では，環境が新たに位置づけられ，個人と環境の相互作用の存在の認識が強調された．また，生活機能，いわゆる心身機能・身体構造，活動，参加とのかかわりが，双方向の矢印で示された．さらに，病気だけでなく，加齢と健康状態もかかわり合いをもつ（図74）．

2．障害の種類

　障害の種類は，①肢体不自由，②視覚障害，③聴覚障害，④内部障害，⑤知的障害，⑥精神障害等に分類されるが，ここでは①の肢体不自由の脊髄損傷，頸髄損傷，脳性麻痺についてのみ説明する．

1）脊髄損傷

　脊髄損傷は外傷が原因で発生する．完全に損傷された脊髄は再生しないといわれており，そのため，運動麻痺をはじめ複数の障害を伴う

図75 脊髄損傷の原因（初山と二瓶, 1996）

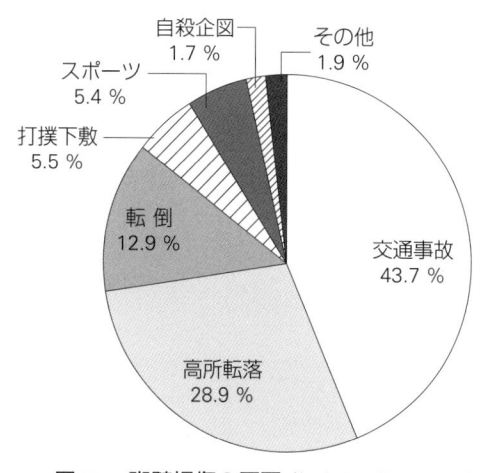

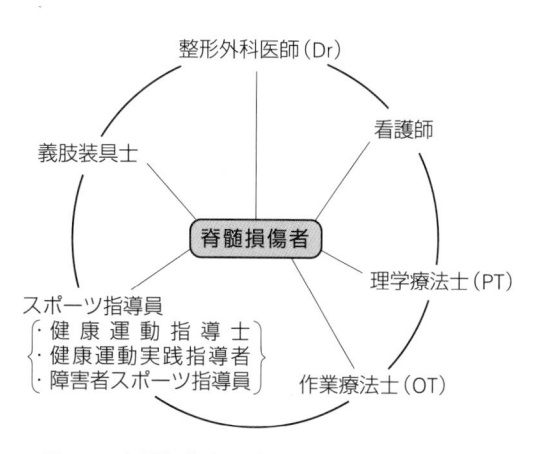

図76 脊髄損傷者の治療過程におけるチーム

ことがある．脊髄損傷の原因となる外傷は，射創，切創，刺創，鈍力創があり，その他，脊髄炎や脊髄カリエス，ヘルニア，脊髄梅毒，スモン病等により麻痺が起こるが，脊髄損傷とは区別し脊髄麻痺という．しかし，症状的には同様に対麻痺や四肢麻痺を生じるので，広義には脊髄損傷と一括して呼ぶこともある．

脊髄損傷の発生原因は，高所からの転落による損傷，何か大きな物が落下してきてその下敷きになったために起きた損傷，転倒による損傷，バイクや車による交通事故で損傷するケースが圧倒的に多い．また，スポーツによる事故も増加の傾向にある（図75）．

脊髄損傷の治療過程においては，整形外科医，看護師，理学療法士，作業療法士等，多くの医療関連職種の協力が必要となる．そして，脊髄損傷者が社会復帰を果たすうえでも運動が大きな要素を占めており，健康運動実践指導者，健康運動指導士，障害者スポーツ指導員等のスポーツ指導者も上記の医療従事者との連携のもとに，運動指導が重要な働きをしている（図76）．

（1）脊髄損傷者の運動障害

損傷髄節に弛緩性麻痺が，それ以下の髄節には痙性麻痺が現れる．外傷等で急激に脊髄が損傷されると脊髄ショックが現れる．脊髄ショックの回復後，損傷髄節以下の腱反射は亢進する．また，痙性麻痺を呈し筋肉は廃用性萎縮になる．脊髄損傷でも損傷場所により運動機能に大きな違いがある．脊髄損傷と頸髄損傷とに分けると，そのもっとも大きな違いは，脊髄損傷者は下肢麻痺（paraplegia）であるのに対して，頸髄損傷者は四肢麻痺（quadriplegia）の形となる．図77は，脊髄節と神経根，脊髄損傷レベルと障害を受ける部位の関係，および運

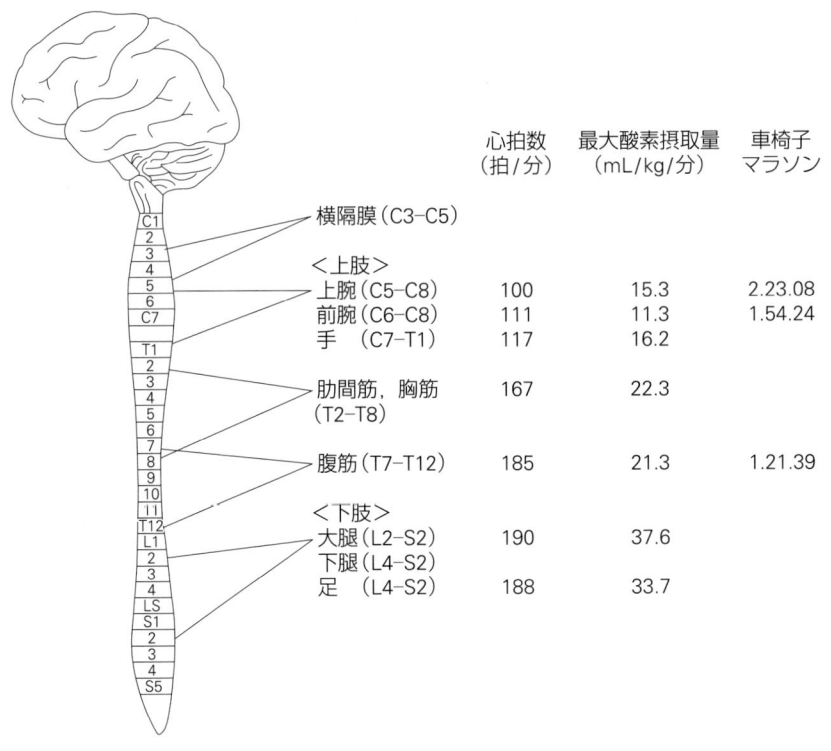

	心拍数 （拍/分）	最大酸素摂取量 （mL/kg/分）	車椅子 マラソン
横隔膜（C3-C5）			
＜上肢＞			
上腕（C5-C8）	100	15.3	2.23.08
前腕（C6-C8）	111	11.3	1.54.24
手　（C7-T1）	117	16.2	
肋間筋，胸筋（T2-T8）	167	22.3	
腹筋（T7-T12）	185	21.3	1.21.39
＜下肢＞			
大腿（L2-S2）	190	37.6	
下腿（L4-S2）			
足　（L4-S2）	188	33.7	

図77　脊髄損傷者の運動特性（矢部ら，2003）

動の特性を示したものである．なお，この図はCouttsら（1983）のデータをもとに矢部によって作図されたものである．図には，脊髄損傷者で，測定が可能となった者の最高心拍数および最大酸素摂取量，車椅子マラソンの記録と脊髄損傷レベルとの関係が示されている．上位の脊髄損傷者の最高心拍数および最大酸素摂取量は，下位の脊髄損傷者と比べてきわめて低い値を示す．また，損傷レベルのわずかな違いが，車椅子マラソンの記録においても1時間以上の大きな差となって表れる．

2）頸髄損傷

　頸髄損傷は，脊髄損傷と発症メカニズムは同様であるが，障害の度合いが違うため，脊髄損傷と区別して呼ぶ場合が多い．近年，頸髄損傷の発生率が増加し，脊髄損傷の半数以上を占めるようになってきた．初山と二瓶（1996）が行った頸髄損傷の受傷原因の調査によると，交通事故による症例数が全体の35.0％を占めもっとも多い．次いで，スポーツが全体の24.3％を占め，受傷原因の上位を占めている（図78）．さらに，スポーツによる頸髄損傷の受傷原因では，明ら

図78 頸髄損傷者の受傷原因（初山と二瓶，1996）

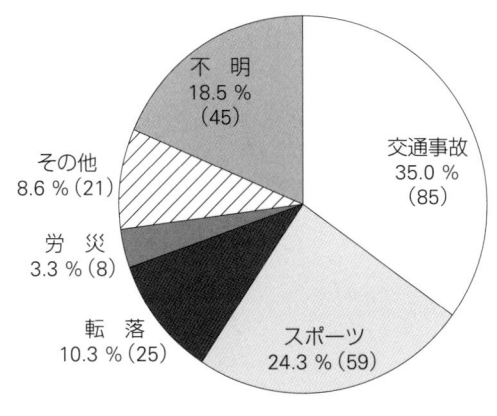

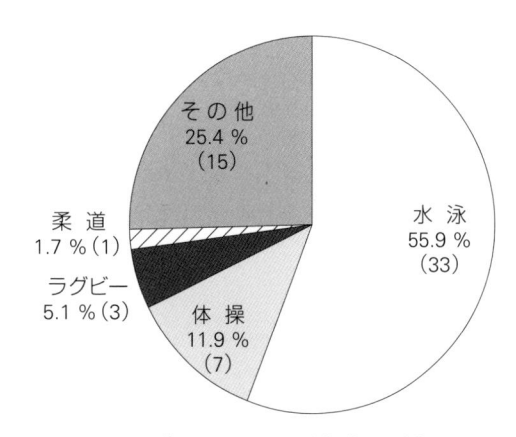

図79 スポーツによる頸髄損傷の受傷原因（初山と二瓶，1996）

かに水泳の飛び込みによる頸髄損傷が大きなウェイトを占めている（図79）．

頸髄損傷でも損傷部位により運動障害が大きく違っている．C6（第6頸髄まで機能している）以下の損傷では一部介助を要するが，自立生活が可能である．しかし，C5以上の障害になれば，上肢の運動機能が制限され，電動車椅子や補助者の介護が必要となる．このような重度障害者も，多くのスポーツに参加するようになってきた．それはリハビリテーションの目的だけでなく，生きがい作りのための生涯スポーツや，競技スポーツの分野にも参加する障害者が増えてきたからである．頸髄損傷者のためのスポーツに，ツインバスケットボールや，頸損ラグビー等もある．近年，チェアスキーの選手もジャパンパラリンピック国内大会で上位に入賞する選手があらわれてきた．

3）脳性麻痺

脳性麻痺は脳細胞の死によって起こる中枢性の運動麻痺である．その原因は妊娠中等に起きる脳への無酸素状態，低体重，黄疸，水頭症，脳炎等，多岐にわたる．症状の特徴は運動発達の遅れや，低緊張，過緊張等がみられ，年齢が進むにつれ，失調タイプや痙直タイプになったり，緊張が強くなったりする．

脳性麻痺の分類法はさまざまあるが，アメリカ脳性麻痺学会の分類によると，以下の7つに分けられる．しかし，症状が多岐にわたることもあり，分類しにくい場合もある．

① 痙直型
② アテトーゼ型
③ 固縮型

④ 失調型
　⑤ トレモール型
　⑥ 混合型
　⑦ 無緊張型

　脳性麻痺の症状は多様であり，機能訓練の方法もその症状にあわせた多くの訓練法が紹介されている．これまで報告された訓練法（考案者の名前がつけられている）は，①ルード法，②ボバース法，③ドーマン法，④ボイタ法，⑤上田法等がある．以下にその訓練法と特徴について述べる．

　① ルード法：アメリカのルードによって紹介された訓練法で，ブラッシングとアイシングを用い，感覚刺激を与えながら行う手技である．
　② ドーマン法：ドーマンによりはじめられた訓練法で，上肢の訓練や，各種感覚刺激訓練等がある．この訓練法の特徴は，頸を回旋させ，それに応じて四肢を一定のパターンで他動的に屈伸させる手技である．
　③ ボイタ法：ボイタは多くの反射誘発手技を用い，訓練を実施している．特にこの方法は，人の動きには自発的寝返り機構があるとして，この動きを引き出すことにより，自発的な動きを引き出そうとする点に特徴を持つ．
　④ ボバース法：ボバースによって紹介された反射抑制理論による訓練法である．この手技の特徴は，緊張肢位の中の緊張部分を抑制しつつ，抗重力的な肢位を保ち，抗重力的な動きを出していく点にある．
　⑤ 上田法：この訓練はストレッチ訓練のほかに，逆方向に伸張を加える屈伸両側伸張訓練である．

　スポーツの参加に関しては，重度の脳性麻痺者でも参加ができるように，用具の開発やルールの改正が行われており，ボッチャ等の競技も盛んに行われるようになってきた．

　その他の肢体不自由障害には切断等がある．切断者の運動については，下肢切断者には競技用の車椅子や，競技用の義足を使ったスポーツ競技が工夫されている．また，できるだけ残存機能を維持するために，残された部分を有効に活用し運動を行う切断者が増えてきた．その他の障害に分類された視覚障害，聴覚障害，内部障害，知的障害，精神障害を有する障害者にとっても運動が重要な要素を占めているのはいうまでもない．そのためにはボランティアやスポーツ指導員が適切なサポートを行い，運動を推進する必要がある．

3．リハビリテーション

　リハビリテーションとは「habilitation」（能力を獲得する），に接頭語の「re」（再び），を付けたものであり，リハビリテーションの概念は障害を克服する，残存能力の再開発，失われた機能の補完といった内容が含まれている．しかし，この概念が意味する内容では，先天性の障害に関して不適切であるとの指摘もあり，「re」を取った「ハビリテーション」と呼称すべきであるとの主張もある．
　リハビリテーションの種類には以下の4つがある（竹原，2004）．
　① 医学的リハビリテーション：生活の質（QOL）を高めるために，各種療法に加えて，医療福祉援助を含む積極的な厚生援助の実施．
　② 教育的リハビリテーション：歴史的には療育や，治療教育と呼ばれていたが，現在では特別支援教育と呼ばれており，隔離教育から，統合教育へと変化してきた．
　③ 職業的リハビリテーション：障害者の就業とその維持を目的としたものである．
　④ 社会的リハビリテーション：障害者の生活環境の諸条件を満足なものにしていくことを目的としたものである．

4．レクリエーションとしての運動

　レクリエーションは，「人生を有意義に過ごすために，個人を基盤にする自己開発，社会参加に向けて」という目的で行われる．その範囲はスポーツ，音楽，芸術等の幅広い分野を含む．日本レクリエーション協会は，生涯スポーツに関して，ニュースポーツを中心とするみんなのスポーツ運動を支援し，全国大会や地域の交流会の開催を呼びかけ，実際に行っている．レクリエーションとしてのスポーツは，勝敗にこだわることなく，本人の興味によって取り組むもので，精神的，肉体的に回復することを目的として行われる．
　障害者のためのレクリエーションに関する指導者資格は特別にはないが，日本レクリエーション協会では，「レクリエーションインストラクター」「レクリエーションコーディネーター」「福祉レクリエーションワーカー」等の資格を認定しており，障害者のためのレクリエーションスポーツの指導を行っている．

5．障害者のスポーツ

　障害者のスポーツには，記録や技術を競う競技スポーツと，健康を維持し，楽しい生活を作るための生涯スポーツとがある．また，中途障害者にとっては，特に重要なリハビリテーションのためのスポーツがある．スポーツには心身の鍛錬，自信の回復等の目的がある．障害者スポーツは，イギリスのストークマンデビル病院内で，脊髄損傷者のためのリハビリテーション手段として取り入れられたことがはじまりとされている．そのときの責任者がグットマン博士である．

　グットマン博士は障害者に対するスポーツの効用として，以下の4つを特に強調している．
　① 全身運動による身体の協調力・耐久力
　② 褥瘡形成の予防等の身体的効果
　③ 目標に向かって練習する喜び，目標を達しえた自信，気力の充実等の精神的効果
　④ スポーツ技術を介して社会復帰後の社会への適合能力の育成

　障害者のスポーツも当初はポロを導入するのみであったが，やがて車椅子バスケットボールやその他多くのスポーツが導入されるようになり，現在ではほとんどの競技種目が開催されるようになっている．脊髄損傷者のための競技大会として，国際ストークマンデビル競技大会が開催されていたが，やがて，他の障害群も加わり，規模も拡大し，現在の国際障害者スポーツ大会，パラリンピック大会へと発展してきた（日本障害者スポーツ協会，2003）．

　日本における障害者スポーツの発展の契機は1964年の東京オリンピックである．オリンピックに引き続き国際障害者スポーツ大会を開催するにあたり，それに先立ち選手と役員をイギリスのストークマンデビル病院に派遣し，競技に参加させた．

　国際障害者スポーツ大会東京大会で「パラリンピック」という言葉がはじめて使われた．これは下肢麻痺という意味のParaplegiaとOlympicとの造語であり，日本人が命名した．しかしそれ以後の障害者スポーツ大会ではパラリンピックという用語は使われなかったが，オリンピックソウル大会で再びパラリンピックと呼ばれるようになった．そのときの意味としては，ParaplegiaではなくParallelとの造語として作られた．その用語の意味として，「もうひとつのオリンピック」「オリンピックと平行（同じ）の大会」という意味が込められている．以後，オリンピックの後に行われる大会をパラリンピックと呼ぶ

ようになり，IPC（国際パラリンピック協会）が設置された．

　もうひとつの契機は長野パラリンピックである．多くの日本選手がメダルを獲得し，そのパフォーマンス能力の高さに驚かされ，今日の障害者スポーツの発展へとつながってきた．

　2000年10月のシドニーパラリンピック大会時に，IPC委員会とIOC（国際オリンピック委員会）により，オリンピックとパラリンピックを同じ都市，同じ施設で実施するという合意に署名がなされ，以後，オリンピックの開催された都市で引き続きパラリンピックが開催されることになった．

　障害者のスポーツ指導は，日本障害者スポーツ協会が初級，中級，上級のスポーツ指導員資格を認定している．また，特定競技の指導に必要な専門的知識と，高度な指導技術に熟練した「スポーツコーチ」がある．そして，多くの障害者が，スポーツ指導員やスポーツコーチの指導の下で，パラリンピック等の国際大会に出場するようになってきた．

　さらに，近年，障害者スポーツという代わりにアダプテッド・スポーツと呼ぶ指導者が増えてきた（矢部ら，2004）．これは障害者や高齢者にアダプト（適合）させて行うスポーツという意味である．障害も千差万別であり，高齢による体力の低下や疾病による障害も含まれ，その程度はさまざまである．したがって，同じ障害だから同じ運動指導がよいということはなく，その人にあった運動指導をしていかなければならない．

　高齢社会を，すべての人々が健康で，活力をもって長生きするためには，日々の生活の中に積極的に身体活動や運動を取り入れることが重要である．高齢者にとっても体力の低下を少しでも食い止めるために，筋力トレーニング（パワーリハビリ），ウォーキングや水泳・水中ウォーキング等がよいといわれている．たとえば，膝が悪い高齢者でも水の中を歩くことを続けた結果，症状が改善した例もある（宮下，2004）．そのためにも，正しい指導ができる指導者が必要である．これからの高齢社会を支える人材として，健康運動実践指導者や健康運動指導士，または障害者スポーツ指導員の活躍が期待される．

参考文献

1章　健康の概念

Dunn HL（1961）High Level Wellness. Mount Vernon Publishing Co.

池上晴夫（1984）健康のためのスポーツ医学．pp18-20，講談社．

宮下充正（1980）トレーニングの科学．pp5-8，講談社．

本宮輝薫（1995）健康度のホリスティックな把握と評価，pp31-50．園田恭一，川田智恵子編，健康観の転換．東京大学出版会．

中山和弘（1995）ホリスティック・ヘルスの概念と問題点，pp51-70．園田恭一，川田智恵子編，健康観の転換．東京大学出版会．

日本YMCAウエルネスセンター編（1987）これからのウエルネス．日本YMCA同盟出版部．

Whitmer RW（1982）Whitmer's Guide to Total Wellness. Doubleday & Campany.

2章　現代社会と健康

厚生統計協会（2005）国民衛生の動向，52（9）．

中村榮太郎，藤木幸雄（1985）すこやか-30代からの健康体力づくり-．大曜．

渡辺能行（2001）生活習慣病と疫学-癌対策と「健康日本21」も含めて-．京都府立医科大学雑誌，110：437-447．

3章　健康づくり施策概論

糸川嘉則監修（2000）公衆衛生学概論 第4版．三共出版．

郡司篤晃編（1996）健康管理概論．医歯薬出版．

田中平三編（1996）新・健康管理概論．医歯薬出版．

4章　健康状態をどのように評価するか

Dubina TL, Mints A Ya, Zhuk EV（1984）Biological age and its estimation III. Introduction of a correction to the multiple regression model of biological age and assessment of biological age in cross-sectional and longitudinal studies. Exp Gerontol, 19：133-143.

中村榮太郎（2004）老化の測定とその制御．金原出版．

Nakamura E, Moritani T, Kanetaka A（1998）Further evaluation of physical fitness age versus physiological age in women. Eur J Appl Physiol, 78：195-200.

Nakamura E, Moritani T, Kanetaka A（1996）Effects of habitual physical exercise on physiological age in men aged 20-85 years as estimated using principal component analysis. Eur J Appl Physiol, 73：410-418.

5章　健康増進のための方法論

Asmussen E and Bøje O (1945) Body temperature in muscular work. Acta Physiol Scand, 10 : 1.

Berger BG and Hecht LM (1989) Exercise, aging, and psychological well-being: The mind-body question, pp117–157. In : Ostrow AC ed, Aging and Motor Behavior. Benkmart Press Inc.

Deitrick JE, Whedon GD, Shorr E (1948) Effects of immobilization upon various metabolic and physiologic functions of normal men. Am J Med, 4 : 3–36.

Doll R and Peto R (1981) The causes of cancer: quantitative estimates of avoidable risks of cancer in the United States today. J Natl Cancer Inst, 66 : 1191–1308.

Fox EL (1984) Sports Physiology, 2nd ed. Thomson Learning.

波多野義郎，加藤敏明（1985）奇跡の速歩健康術．朝日ソノラマ．

東　あかね，石榑清司編（2000）健康管理概論．講談社．

池上晴夫（1982）運動処方−理論と実際．朝倉書店．

石河利寛（1978）スポーツと健康．岩波新書．

蒲原聖可（1998）肥満遺伝子．講談社．

片岡邦三（2001）肥満判定の原理と問題点．健康・体力づくり事業財団編，健康運動実践指導者用テキスト 改訂第3版．南江堂．

健康・体力づくり事業財団（2001）健康運動実践指導者用テキスト 改訂第3版．南江堂．

厚生労働省（2005）日本人の食事摂取基準2005年版．第一出版．

森谷敏夫（2001）からだと心の健康づくり．中災防新書．

長嶺晋吉（1972）皮下脂肪厚からの肥満の判定．日本医師会雑誌，68：919–924．

中村榮太郎，藤木幸雄（1985）すこやか−30代からの健康体力づくり−．大曜．

小野寺孝一，宮下充正（1976）全身持久性運動における主観的強度と客観的強度の対応性．体育学研究，21：191–203．

Paffenbarger RS, Hyde RT, Wing Al, et al (1993) The association of changes in physical-activity level and other lifestyle characteristics with mortality among men. N Engl J Med, 328 : 538–545.

6章　ライフステージからみた健康管理

今掘和友（1993）老化とは何か．岩波新書．

小林寛道（1985）日本人のエアロビックパワー．杏林書院．

松浦義行（2004）身体的発育発達論序説．不昧堂出版．

松浦義行（1980）発達運動学．逍遥書院．

宮城音弥（1982）人間年輪学入門．岩波新書．

宮丸凱史（1980）投げの動作の発達．体育の科学，30：465–471．

宮丸凱史（1976）幼児の基礎的運動技能における Motor Pattern の発達過程，pp96–114．キネシオロジー研究会編，身体運動の科学Ⅱ．杏林書院．

宮下充正（2004）年齢に応じた運動のすすめ．杏林書院．
宮下充正（1995a）運動するから健康である．東京大学出版会．
宮下充正ほか（1995b）高齢者の身体機能向上のためのアクティブヘルスプログラムの開発事業報告書．健康保険組合連合会．
宮下充正，岡川　暁（1988）児童生徒の運動機能．小児科臨床，41：2702-2709．
宮下充正（1980a）子どものからだ-科学的な体力づくり-．東京大学出版会．
宮下充正（1980b）トレーニングの科学．講談社．
中野昭一編（2000）図説ヒトのからだ 第2版．医歯薬出版．
Sale DG（1987）Influence of exercise and training on motor unit activation. Exerc Sport Sci Rev, 15：95-151.
柴田　博（1994）元気に長生き元気に死のう-老後の健康常識のウソ．保健同人社．
Shuttleworth FK（1937）Sexual maturation and the physical growth of girls aged six to nineteen. Monographs of the Society for Research in Child Development, 2（Serial No. 12）．
Strehler BL（1977）Time, Cells, and Aging, 2nd ed. Academic Press.
高石昌弘ほか（1996）からだの発達．大修館書店．
Tanaka H and Higuchi M（1998）Age, Exercise Performance, and Physiological Functional Capacities. Adv Exerc Sports Physiol, 4（2）：51-56.
角田俊幸（1978）投げる動作の発達．体育の科学，28：320-324．
山岡誠一（1981）発育促進現象におもう．日本体育学会発育発達専門分科会通信，No.9．

7章　メディカルチェック

Brunker P and Khan K（2002）Clinical Sports Medicine. McGrawHill.
川久保　清（1994）メディカルチェック．村山正博監修，運動中の事故と安全対策．文光堂．
黒田善雄，小野三嗣監修（1995）スポーツ医学マニュアル．診断と治療社．
McArdle WD, Katch FI, Katch VL（2004）Exercise Physiology-energy, nutrients and human performance. Human Kinetics.
村山正博監修（2002）新スポーツのためのメディカルチェック．南江堂．
村山正博，太田壽城，豊嶋英明ほか（1992）運動事故の発生要因および運動の指導方法に関する研究報告書（平成4年3月），平成3年度厚生科学研究費補助金（健康増進調査研究事業）．
中野昭一編（2001）図説・運動・スポーツの功と罪 第2版．医歯薬出版．
日本体力医科学会学術委員会 監修（2002）スポーツ医学．朝倉書店．
Thomas S et al（1992）Revision of the Physical Activity Readiness Questionnaire（PAR-Q）. Can J Sport Sci, 17：338-345.

8章　障害者と運動

Coutts KD, Rhodes EC and McKenzie DC (1983) Maximal exercise responses of tetraplegics and paraplegics. J Appl Physiol, 55 : 479–482.

福祉士養成講座編集委員会編(2003)障害者福祉論 第2版. 中央法規出版.

初山泰弘, 二瓶隆一編(1996)リハビリテーション医学講座 第12巻 脊髄損傷−包括的リハビリテーション. 医歯薬出版.

宮下充正(2004)年齢に応じた運動のすすめ. 杏林書院.

日本障害者スポーツ協会編(2003)障害者のスポーツ−指導の手引き 第2版. ぎょうせい.

高橋　明(2004)障害者とスポーツ. 岩波新書.

竹原健二編(2004)現代障害者福祉学. 学文社.

矢部京之助, 草野勝彦, 中田英雄編(2004)アダプテッド・スポーツの科学−障害者・高齢者のスポーツ実践のための理論−. 市村出版.

矢部京之助, 大築立志, 笠井達哉編(2003)入門運動神経生理学−ヒトの運動の巧みさを探る−. 市村出版.

索　引

【あ行】

悪性新生物（がん）　16
アクティブ80ヘルスプラン　21, 22
アダプテッド・スポーツ　111
アネロビック運動　58
アルマ・アタ宣言　19, 21
医学的モデル　3
位置感覚　78
一元的・連続的健康観　1
一次予防　24
一酸化炭素　70
飲酒　24
インスリン抵抗性　48
上田法　108
ウェルネス　3, 4, 5
ウォーキング　44
ウォーミングアップ　63, 64
宇宙旅行　52
運動　24, 39
　　――感覚　78
　　――危険度　96
　　――機能障害　103
　　――強度　44, 57, 96
　　――禁忌　57
　　――禁止徴候　98
　　――習慣　17, 25, 71
　　――処方　56
　　――負荷試験　63, 97, 100, 101
　　――不足　48, 50, 94
　　――不足病　51
　　――プログラム　98
エアロビック運動　58
栄養素　40
ATP-CP系　58
SO線維　75
エネルギー獲得機構　7, 76
エネルギー消費量　44

FOG線維　75
FG線維　75
オーバー・グロース（over growth）　74
オタワ宣言　20

【か行】

回復力の低下　84
外来受療率　14
下肢麻痺　103, 105
褐色脂肪細胞　45
加齢　51, 83, 85, 86
がん　10
簡易生命表　9
完全主義的健康観　1
機械文明の発達　10
危険因子　17
技術革新　10
基礎代謝　48
喫煙　17, 99
　　――習慣　70
機能的障害　104
基本的人権　19
脚伸展パワー　85
休養　17, 24, 39, 65
　　――指針　66
狭心症　95, 96
局所疲労　9
起立耐性　55, 56
近代医学　2
筋力トレーニング　58
クーリングダウン　63, 64, 65
クエン酸回路　58
頸髄損傷　106
血管運動機能　55, 56
健康　1, 19
　　――運動実践指導者　22, 28, 105, 111

──運動指導士　22, 28, 56, 105, 111
──観　29
──指標　29, 38
──寿命　24, 29
──障害　50
──診断　63
──水準　29
──の三要素　39
健康日本21　24, 25, 69
──における運動指針　27
──における食生活指針　26
交感神経　49, 69
合計特殊出生率　12
高血圧　10, 17, 25, 44, 88
高脂血症　10, 25, 44
行動体力　6, 7, 30
行動変容　4
高齢化　10
高齢者　52, 82
国際障害者分類　103
国際生活機能分類（ICF）　104
国民医療費　14
5大栄養素　40
骨軟化症　56
暦年齢　33, 35, 36, 73, 84

【さ行】

サイクリング　44, 58
最高心拍数　62
最大酸素摂取能力　56
最大酸素摂取量　60, 77, 85
最大身体作業能力　30, 31
酸素摂取量　86
3大栄養素　40
自覚症状　30, 38, 88, 89, 98
自覚的運動強度　61
自覚的効果　88
四肢麻痺（quadripplegia）　105
思春期スパート　81
視床下部　45
肢体不自由障害　108

自転車エルゴメータテスト　101
脂肪代謝　45
死亡率　12, 38
社会的不利　104
従属人口指数　13
縦断的データ　73
出生率　12
受療率　14, 38
準備運動　60, 63
症候性肥満　45
少子高齢社会　12
少子高齢化　15
障害者スポーツ指導員　105, 111
ジョギング　44, 58, 61, 63
食習慣　17, 99
食生活　24
―指針　25
自律神経　45, 69
心筋梗塞　44, 95, 96
人口構造　12
進行性　83
人口ピラミッド　12
心疾患　16, 94
人生の質　5
心臓病　10, 51, 69
身体活動　53
身体機能　82
身体的能力　6
身体的不活動　1
心拍出量　64
心拍数　61
深部感覚　78
死因別死亡率　15
ストレス　66, 67, 68
──の解消法　68
──反応　66
──・マネジメント　67
心理的──　99
精神的──　9
ストレッチング　63, 90
スポーツ指導員　108
生活関連体力　83, 90

生活習慣　5
　　──病　10, 16, 17, 24, 51, 56, 88, 93
生活の質（QOL）　109
精神的能力　6
成人病　17
生体電気インピーダンス法　46
成長期　84
生物学的活力　29, 30, 37
生命の質　3
西洋医学　2
整理運動　60, 63
生理的年齢　34, 35, 36, 37, 84
世界保健機関（WHO）　1, 19, 103
脊髄損傷　103, 104
漸進性の原則　62
全人的健康観　2
総合的健康診断　93
粗脂肪率　38
速筋線維　75

【た行】

タール　70
第一次国民健康づくり対策　21
ダイエット　48
対国民所得比　14
第三次国民健康づくり対策　24
体脂肪率　46, 47
第二次国民健康づくり対策　21, 23
体密度　47
体力科学　6
体力低下　82
体力年齢　33, 35, 36, 37
WHO憲章　21
単純性肥満　45
単調労働　9
遅筋線維　75
窒素出納　55
治療的ケア　3
適応力の低下　84
適度な運動　56, 57

転倒骨折　52
糖尿病　17, 25, 44, 88
ドーマン法　108
突然死　94
トレッドミルテスト　101

【な行】

内因性　83
二元論的健康観　1
ニコチン　70
日本人の食事摂取基準　41
入院受療率　14
乳酸系　58
乳酸性機構　7, 76
　　非──　7, 76
乳児死亡率　38
認知症（痴呆症）　29
年少人口指数　13
脳血管疾患　16, 25
脳性麻痺　103, 104, 107
脳卒中　10, 44
能力的障害　104

【は行】

ハイパワー　75, 77
白色脂肪細胞　45
発育急進期　72, 74
発育曲線　72, 73
発育速度　87
発育速度曲線　72
パラリンピック　107, 110
PHV（Peak Height Velocity）年齢　73, 74
PAR-Q　98, 99
BMI　46
皮脂圧測定　47
肥満　25, 44, 48, 74, 88
　　──遺伝子　45
病気─ウェルネス連続線　4, 5
標準体重　46
微量栄養素　40
副交感神経　49

物質代謝　39
普遍性　83
プライマリ・ヘルスケア　2, 20
ブロカーの指数　46
平均寿命　9
平均余命　38
平衡感覚　78
ベッドレスト　52, 53, 55
ボイタ法　108
防衛体力　6, 7, 34
防衛反応の低下　84
ボバース法　108
ボランティア　108
ホリスティック・ヘルス・モデル　3
ホリスティック・ヘルス・ムーブメント　2

【ま行】

マス社会　10
慢性疾患　55
満腹中枢　45
ミドルパワー　76, 78
無酸素運動　58
メッツ（METS）　60
メディカルチェック　90, 93, 94, 98, 99
目的論的健康認識　2, 4
目標心拍数　62

【や行】

有害性　83
遊脚期　78
有酸素運動　58, 60
有酸素性機構　7, 76
有病率　38
予備力の低下　83

【ら行】

ライフサイクル　2
ライフスタイル　4
ランニング　58
罹患率　38
立脚期　78
リハビリテーション　109
両脚支持期　78, 79
ルード法　108
レクリエーション　109
レジスタンストレーニング　74, 90
レプチン　45
老化現象　71, 83
老化速度　87
老化の基本的現象　83
老化モデル　90
老年化指数　13
老年人口指数　13
ローパワー　76, 77
6大栄養素　40

2006年4月20日	第1版第1刷発行
2015年4月20日	第5刷発行

健康運動指導のための健康管理概論
定価(本体2,200円+税)　　　　　　　　　　　検印省略

編著者	中村榮太郎
発行者	太田　康平
発行所	株式会社　杏林書院
	〒113-0034　東京都文京区湯島4-2-1
	Tel　03-3811-4887(代)
	Fax　03-3811-9148
© E. Nakamura	http://www.kyorin-shoin.co.jp

ISBN 978-4-7644-1078-7　C3047　　　　　　サンエー印刷／川島製本所
Printed in Japan
乱丁・落丁の場合はお取り替えいたします．

・本書の複製権・翻訳権・上映権・譲渡権・公衆送信権（送信可能化権を含む）は株式会社杏林書院が保有します．
・JCOPY＜(社)出版者著作権管理機構 委託出版物＞
　本書の無断複製は著作権法上での例外を除き禁じられています．複製される場合は，そのつど事前に，(社)出版者著作権管理機構（電話03-3513-6969, FAX 03-3513-6979, e-mail：info@jcopy.or.jp）の許諾を得てください．